荣获

◎ 第七届统战系统出版社优秀图书奖

◎ 入选原国家新闻出版广电总局、全国老龄工作委员会办公室首届向全国老年人推荐优秀出版物名单

◎ 入选全国图书馆 2013 年度好书推选名单

◎ 入选农家书屋重点出版物推荐目录（2015年、2016年）

名医与您谈疾病丛书

肾脏移植

学术顾问◎钟南山　陈灏珠　郭应禄　王陇德
葛均波　张雁灵　陆　林
总　主　编◎吴少祯
执行总主编◎夏术阶　李广智
主　　审◎唐孝达
主　　编◎邱建新　沈　兵

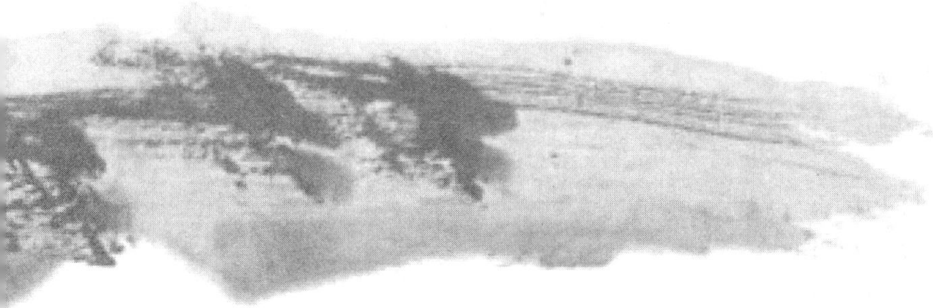

中国健康传媒集团
中国医药科技出版社

内 容 提 要

本书从慢性肾功能衰竭的发病机制、肾移植术前准备、移植手术和术后管理等方面入手，以问答的形式进行了深入浅出的阐述，相信对广大等待移植的肾友和肾移植受者都有较大的指导意义。

图书在版编目（CIP）数据

肾脏移植 / 邱建新，沈兵主编 .—北京：中国医药科技出版社，2021.1
（名医与您谈疾病丛书）
ISBN 978-7-5067-9994-2

Ⅰ.①肾… Ⅱ.①邱…②沈… Ⅲ.①肾—移植术（医学）—问题解答 Ⅳ.① R699.2-44

中国版本图书馆 CIP 数据核字（2018）第 030586 号

美术编辑 陈君杞
版式设计 南博文化

出版 **中国健康传媒集团** | 中国医药科技出版社
地址 北京市海淀区文慧园北路甲 22 号
邮编 100082
电话 发行：010-62227427 邮购：010-62236938
网址 www. cmstp. com
规格 710 × 1000mm $^{1}/_{16}$
印张 11 $^{1}/_{4}$
字数 148 千字
版次 2021 年 1 月第 1 版
印次 2021 年 1 月第 1 次印刷
印刷 三河市万龙印装有限公司
经销 全国各地新华书店
书号 ISBN 978-7-5067-9994-2
定价 35. 00 元

获取新书信息、投稿、为图书纠错，请扫码联系我们。

《名医与您谈疾病丛书》

编委会

《肾脏移植》

编委会

主　　审　唐孝达

主　　编　邱建新　沈　兵

副主编　郭义峰　秦　燕　王　泳

编　　委　（按姓氏笔画排序）

丁言德　王　泳　王　俊

王文彬　史佳豪　刘　永

邱建新　沈　兵　沈　瑾

张　芳　范　昱　周智华

秦　燕　顾　蔚　高　帅

郭义峰　唐丽洁　陶　乐

葛茹茹　葛冀夫

出版者的话

党的十八大以来，以习近平同志为核心的党中央把“健康中国”上升为国家战略。十九大报告明确提出“实施健康中国战略”，把人民健康放在优先发展的战略地位，并连续出台了多个文件和方案，《“健康中国2030”规划纲要》中就明确提出，要加大健康教育力度，普及健康科学知识，提高全民健康素养。而提高全民健康素养，有效防治疾病，有赖于知识先导策略，《名医与您谈疾病丛书》的再版，顺应时代潮流，切合民众需求，是响应和践行国家健康发展战略——普及健康科普知识的一次有益尝试，也是健康事业发展中社会治理“大处方”中的一张有效“小处方”。

本次出版是丛书的第三版，丛书前两版出版后，受到广大读者的热烈欢迎，并获得多项省部级奖项。随着新技术的不断发展，许多观念也在不断更新，丛书有必要与时俱进地更新完善。本次修订，精选了44种常见慢性病（有些属于新增病种），病种涉及神经系统疾病、呼吸系统疾病、消化系统疾病、心血管系统疾病、内分泌系统疾病、泌尿系统疾病、皮肤病、风湿类疾病、口腔疾病、精神心理疾病、妇科疾病和男科疾病等，分别从疾病常识、病因、症状表现、诊断与鉴别诊断、治疗和预防保健等方面，进行全方位的解读；写作形式上采用老百姓最喜欢的问答形式，活泼轻松，直击老百姓最关心的健康问题，全面关注患者的需求和疑问；既适用于患者及其家属全面了解疾病，也可供医务工作者向患者介绍病情和相关防治措施。

本丛书的编者队伍专业权威，主编都长期活跃在临床一线，其中不乏学科带头人等重量级名家担任主编，七位医学院士及专家（钟南山、陈灏珠、郭应禄、王陇德、葛均波、陆林、张雁灵）担任丛书的学术顾问，确保丛书内容的权威性、专业性和前沿性。本丛书的出版不仅是全体患者的福音，更是推动健康教育事业的有力举措。

本丛书立足于对疾病和健康知识的宣传、普及和推广工作，目的是使老百姓全面了解和掌握预防疾病、科学生活的相关知识和技能，希望丛书的出版对于提升全民健康素养，有效防治疾病，起到积极的推动作用。

中国医药科技出版社

2020年6月

序

随着我国经济发展与社会进步，人们对健康的重视程度不断提升，对健康知识的需求日益增长。但是科普读物的数量和种类与普及推广工作还不能满足大众需求，尤其是涉及泌尿外科学、男科学领域。由于受传统思想的影响，对于泌尿外科与男科疾病，有些人不愿因其就医或谈起，以至于延误诊疗，所以泌尿外科与男科学领域的科学普及工作尤其必要，任重道远。

为积极响应国家2030健康中国的宏伟战略，以夏术阶教授为代表的泌尿外科、男科专家团队及时出版了一系列泌尿外科、男科学科普书，具有重要意义。通过科学普及工作让大众了解人体生理特征与疾病的基础知识，及时抓住疾病的预警信号，比如通过读科普书懂得了血尿意味着什么，从而做到及时就医，合理诊治。

泌尿外科与男科学是一门研究泌尿外科疾病以及男性生殖系统结构、功能及其生理和病理过程的学科，涉及疾病广泛。从生理到病理，从诊断到治疗，认识泌尿外科与男科疾病的特点是一个复杂的过程。但是作者们以深入浅出、通俗易懂的文笔，流畅地阐明了相关疾病的病因、诊断、治疗、随访等患者关切的问题。作者们还特别重视从非医学人群中收集大家关心或想知道的疾病相关问题，这使得这套书更具有实用性和可读性。

本套科普书，适应形势，观念较新，注重实用，为推动泌尿外科及男科学知识的普及做出了实实在在的贡献。作者们三易其稿，删繁就简，反复斟酌。可谓：其文简，其义博，其理奥，其趣深，为大众奉上一份饱含心血的读物。因此，向大家推荐此书。

中国工程院院士
中华医学会泌尿外科学分会名誉主任委员
中华医学会男科学分会名誉主任委员

2020年2月26日

前言

自从1954年美国第一例同卵双生亲属活体肾移植取得成功，拉开了实体器官移植临床应用的序幕。在过去的60多年中，肾移植手术已日臻成熟，其间最大的突破是1984年上市的免疫抑制剂“环孢素”，使原来的移植肾一年存活率提高了近一倍，达到95%以上。目前肾脏移植已成为终末期肾病最为有效的治疗手段，是公认的尿毒症患者最佳的治疗选择。

我国的肾脏移植起步于20世纪60年代，1960年吴阶平教授完成了我国首例尸体肾移植，1972年中山医学院与北京友谊医院合作完成我国首例亲属活体肾移植。20世纪80年代，以谢桐教授为代表的老一辈肾移植专家引进并开始了环孢素的临床应用，开创了中国肾脏移植的“环孢素时代”，并发起成立了中国透析移植研究会（CDTA），通过加强国际交流和反复的临床实践，促使我国的肾脏移植事业取得了飞速发展，不仅移植数量明显提高，移植肾的存活率也逐渐步入了国际先进行列。特别是近几年我国开始真正进入了心脏死亡器官捐献（DCD）移植时代，目前每年的DCD供体肾移植已超过了7000例次，并正朝着规范化、高质量的方向发展。

虽然肾脏移植的总体水平在不断提高，但在某些患者移植后的生存率并不理想，主要是源于患者的依从性较差，患者不能有效地进行自我管理，因此完全有必要对肾移植后的患者进行科学而有效的科普宣教，使其了解肾移植前后应该注意的事项，充分认识移植肾的特点和免疫抑制治疗的重要性，这也是编撰本书的主要目的。本书从慢性肾功能衰竭的发病机制、肾移植术前准备、移植手术和术后管理等方面入手，以问答的形式进行了深入浅出的阐述，相信对广大等待移植的肾友和肾移植受者都有较大的指导意义。

本书的编撰工作同时得到了移植界德高望重的前辈唐孝达教授、泌尿中心主任夏术阶教授的大力支持，上海市第一人民医院肾移植科的全体同仁也通力合作，为本书的完成和出版付出了辛勤的汗水和智慧，在此表示衷心的感谢！

由于本书的编写时间较为仓促，全书的内容难免存在不足，还请各位肾移植专家和阅读本书的广大肾疾病友提出宝贵的意见，以便我们再版时能进一步提高。

编　者

2020年2月

目录

肾脏移植基础知识篇

肾脏移植受者的术前准备

肾移植手术

肾移植手术后治疗和监护

肾移植术后并发症及其处理

肾移植术后排斥反应的防治

肾移植术后感染的预防和治疗

亲属活体肾移植

肾移植术后长期并发症的防治

肾移植患者的长期随访及日常生活调理

肾移植患者免疫抑制剂的应用

特殊类型肾移植

DCD肾移植

肾移植患者的生育问题

肾移植伦理及相关法律法规

肾脏移植基础知识篇

你了解肾脏么？

肾脏为成对的扁豆状器官，红褐色，位于腹膜后脊柱两旁浅窝中。长10~12厘米、宽5~6厘米、厚3~4厘米。从大体结构上看，肾实质分为皮质和髓质两部分。从肾脏的组织结构上，肾实质主要由大量肾单位、集合管、血管和少量结缔组织构成。

肾单位是肾脏的基本结构和功能单位，由肾小球和肾小管组成。肾小球由肾小球毛细血管丛和肾小囊组成。肾小管包括近端肾小管、髓襻和远端肾小管。人类每侧肾脏有80~150万个肾单位。但实际上只要1/3数量的肾单位即可满足正常排泄功能之需，故可认为肾脏尚有2/3的机能储备，这是只需要移植单个肾脏就能满足人体需要的理论基础。

肾脏有哪些功能？

（1）排泄体内代谢产物和进入体内的有害物质；

（2）通过尿的生成，维持水的平衡：这是肾脏的主要功能，当血液流过肾小球时，由于压力关系，就滤出一种和血浆一样但不含蛋白质的液体叫原尿。原尿通过肾小管时又将其中绝大部分水、全部的糖和一部分盐重新吸收，送回血液，大部分氮不再吸回。剩下的含有残余物质的浓缩液体就是尿，尿液约占原尿的1%。正常人一天尿量为1000~2000毫升，一般呈淡黄色，比重在1.003~1.030之间。比重过高、过低或固定不变，尿量过多过少均有肾功能不全的可能。

（3）维持体内电解质和酸碱平衡；

（4）调节血压：由肾脏分泌的肾素可使血浆中的血管紧张素原转换为血管紧张素Ⅰ，再经转换酶的作用而成为血管紧张素Ⅱ，通过血管紧张素Ⅱ和醛固酮的作用，使血压升高。同时肾脏分泌的前列腺素又具有使血压下降的功能，前列腺素主要是通过增加肾皮质血流量，促进利尿排钠，减少外周血管的阻力，扩张血管而达到降压的作用；

（5）促进红细胞生成：肾脏可分泌促红细胞生成素，作用于骨髓造血系统，促进原始红细胞的分化和成熟，促进骨髓对铁的摄取利用，加速血红蛋白、红细胞生成，促进骨髓网织红细胞释放到血中；

（6）促进维生素D的活化：维生素D在体内必须经肾脏转变为1，25-二羟维生素D_3才能发挥其生理作用。肾脏的皮质细胞含有1位羟化酶，维生素D先在肝脏25位羟化酶的作用下，转化为25-羟维生素D_3，最后在肾脏1位羟化酶作用下，转化为1，25-二羟维生素D_3即活化的维生素D_3。它能促进胃肠道钙磷吸收；可促使骨钙转移、促进骨骼生长及软骨钙化；促进肾小管对磷的重吸收，使尿磷排出减少；可抑制甲状旁腺素（PTH）的分泌。

哪些原因可引起慢性肾功能衰竭？

（1）慢性肾小球肾炎：因长期肾小球病变的不断损害以致肾脏逐渐失去功能；

（2）肾小管间质性肾炎：如慢性肾盂肾炎，反复细菌感染致使肾脏发生纤维化萎缩、失去肾功能。

（3）高血压：长期高血压病，使肾脏的肾小球受损硬化、肾脏功能受到破坏，最终导致肾功能衰竭。

（4）继发于系统性疾病：常见如红斑狼疮性肾炎引起的尿毒症。

（5）代谢性疾病：如糖尿病肾病晚期，由于肾小动脉硬化、肾小球基底膜进行性增厚，使肾小球滤过功能受损。痛风肾病晚期也可导致尿毒症。

（6）长期慢性尿路梗阻：如前列腺增生肥大时正常尿液不能及时排出体外，造成双肾盂积水，若得不到及时治疗最终会使肾功能受损造成尿毒症。

（7）先天性疾病：如多囊肾是遗传性疾病，两侧肾脏不同程度的被许多没有功能的水囊所取代，随年龄的增长病情也在恶化，有的患者二十几岁即发展成为尿毒症，多数则在40~50岁以后发展到尿毒症阶段。

如何预防肾功能衰竭？

（1）早期发现、早期预防、积极治疗原发病。定期体检，注意血压、尿常规、肾脏B超等，有问题及早去肾脏专科或泌尿专科就诊。早期预防又称“一级预防”，对能够引起肾功能衰竭的原发疾病进行普查，尤其是高血压、糖尿病及肾脏本身的疾病，如慢性肾小球肾炎、慢性肾盂肾炎等是预防慢性肾衰的关键。

慢性肾小球肾炎是引起肾衰的主要原因，因其常与呼吸道感染和过敏体质有关，所以应给予及时的处理并注意检查尿常规，力争及早发现肾炎。已经确诊为急性肾炎的患者，除积极进行治疗外，应定期检查肾功能，争取尽早发现并延缓肾功能减退：肾盂肾炎多与急性尿路感染有关，反复尿路感染可导致肾功能衰竭，所以积极、彻底治愈急性尿路感染对预防肾功能衰竭很重要。对全身性疾病，如高血压、糖尿病、痛风及系统性红斑狼疮等，进行及时有效的治疗，可以防止或减轻对肾功能的影响。

（2）延缓慢性肾衰的发展：①及时随诊及去除诱发因素可以减少或避免某些急性诱因，如避免血容量不足、肾毒性药物、高脂血症、高钙血症或低钾血症、结石、感染、出血等发生，或者及早发现这些病症并加以纠正；②制订合理的饮食方案，低蛋白、低磷饮食能够使大多数慢性肾功能衰竭患者的病程减慢，甚至能暂时停止进展；③控制血压。

（3）适当的体育锻炼：慢性肾脏疾病患者虽不能过劳，但适当的身体锻炼可增强体质，提高机体抗御外邪侵袭的能力，可在医生的指导下做一些有利于疾病康复的体操、气功等活动。

肾移植患者应符合哪些条件？

肾移植是将一个功能正常的肾脏（由亲属或心、脑死亡者捐献），移植到患者，以发挥正常的生理功能，替代患者自身的已失去功能的肾脏。

一般而言，如果患者符合以下条件，可以考虑进行肾移植：

（1）慢性肾脏病终末期或其他肾脏疾病导致的不可逆的肾功能衰竭；

（2）年龄在65岁以下及全身情况良好者，年龄并非绝对（详见下述）；

（3）心肺功能好能耐受手术者；

（4）无活动性消化道溃疡，或有活动性消化道溃疡但术前已治愈；

（5）恶性肿瘤新发或复发经手术等治疗后至少稳定2年以上无复发；

（6）肝炎活动已被控制，肝功能正常；

（7）结核病术前应正规抗结核治疗明确无活动者；

（8）无精神障碍或药物成瘾。

肾移植禁忌证有哪些？

出现以下情况者不适合肾移植，或者在移植前要作特殊准备：

（1）未治疗的恶性肿瘤；

（2）活动性感染，如活动性肺结核、肝炎等；

（3）其他脏器功能存在严重障碍包括心肺功能、肝功能障碍；

（4）近期心肌梗死；

（5）存在持久性凝血功能障碍如血友病；

（6）泌尿系统严重的先天性畸形；

（7）进行性代谢性疾病（如草酸盐沉积病）；

（8）精神病和精神状态不稳定者；肝功能明显异常者；

（9）估计预期寿命小于2年；

（10）淋巴毒试验或者群体反应抗体（PRA）强阳性者。

多大年龄不宜肾移植？

肾移植没有规定移植年龄的上限，由于血透患者年龄偏大，等待肾移植者中>65岁的比例越来越高。60~74岁的移植肾受者存活率高于同年龄的等待移植者，但高龄患者行肾移植时，有明显的心肌损害、心胸比>0.55及发生过脑血管意外或近期发生过心力衰竭者，暂不宜手术，心血管疾病死亡危险性高。

如何看待肾移植后IgA肾病（IgAN）的复发？

IgAN是肾移植后最常见的复发性原发性肾小球肾炎之一。文献报告经肾活检证实的IgAN的复发率平均约33%（12%~61%）。

IgAN多数在肾移植后5年以上复发，少数在移植后12月内复发。复发性IgAN的临床表现轻重不一，轻者多无临床症状，仅有持续镜下血尿和蛋白尿，移植肾活检证实系膜区IgA沉积；复发性IgAN受者较少发生肉眼血尿和肾病综合征，也少见肾功能迅速恶化；移植肾活检证实复发性IgAN者较少见新月体形成。

IgAN易复发的高危因素包括：①年轻受者；②进展性IgAN；③供肾IgA阳性；④新月体性IgAN；⑤不同的基因型；⑥活体供肾。目前，对亲属或非亲属活体供肾是否更易导致疾病复发尚无定论。供肾（活体或尸体供肾）IgA阳性影响移植肾IgAN复发。推测自体肾中针对IgA半乳糖缺陷IgAl的N–乙酰半乳糖胺残基的抗体可能与移植肾的IgA结合，刺激免疫反应致使疾病复发，多种辅助因素（如补体和细胞因子等）也参与疾病复发，并与临床表现的轻重有关。

不同的基因型与IgAN复发、移植肾失功间的关系尚无一致意见。移植后复发性IgAN是否影响移植肾存活率尚无一致的结论。

抗胸腺细胞球蛋白诱导治疗可能增强调节性T淋巴细胞的功能，从而减少IgAN的复发。目前尚无有效方法治疗移植后复发性IgAN。

如何看待肾移植后局灶节段性肾小球硬化（FSGS）的复发？

特发性FSGS导致的ESRD患者在接受首次肾移植后复发率约30%，再次移植后其复发率接近100%。肾移植后数小时至数天内出现超大量蛋白尿者预示FSGS复发，而移植后数月或者数年后复发者临床表现则十分隐匿。儿童FSGS复发的受者移植肾存活率低于成年受者，白种人和西班牙人群中尤其明显。肾移植术后FSGS复发引起移植肾丢失的风险是无复发者的2.25倍。接受亲属肾的儿童受者导致移植肾失功的风险高于接受尸肾者。成人FSGS与非FSGS患者接受肾移植后移植肾和人存活率均无差别。

FSGS易复发的高危因素包括：年轻受者、自体肾活检证实肾小球系膜增生、迅速进展至ESRD、移植术前双侧肾切除、白种人和携带特殊基因背景等。尽管自体肾FSGS有不同的病理分型，但其与成人FSGS复发无明显相关性。活体供肾FSGS复发较尸体供肾高，但复发与移植肾失功无明确关联。

FSGS复发的机制尚不清楚，由于肾移植后FSGS可在很短时间内复发，推测血液中异常T细胞分泌的循环因子可能与疾病复发相关。

复发性FSGS的治疗存在很多争议，多数研究者认为血浆置换联合大剂量神经钙蛋白抑制剂加（或不加）抗CD20单克隆抗体是目前治疗FSGS复发最有效的方法，但需更多临床试验验证。

尽管FSGS受者存在移植后复发的风险，但肾移植并非FSGS导致ESRD患者治疗的禁忌证，基本上不太建议亲属活体肾移植，建议需透析一段时间、待原病因致敏性降低后再移植。接受活体肾移植的受者及其他高危患者在肾移植前行血浆置换等或许可以预防复发；早期一旦发现蛋白尿，则需积极强化治疗。

如何看待特发性膜性肾病（IMN）的复发？

IMN是成人肾病综合征中常见的病理类型，40%~50%的患者进展至ESRD。IMN的复发率为33%~44%。

移植后第2~3年间IMN复发，接受活体供肾者移植后疾病复发的时间早于接受尸体供肾者。移植后IMN复发的临床表现隐匿，有的仅在移植肾活检时证实。但临床也不乏出现大量蛋白尿、乃至典型肾病综合征的复发性IMN患者。

IMN受者接受肾移植的疗效与其他肾小球肾炎无差别。复发的IMN对移植肾的影响存在很多变异。

IMN复发的可能与患者循环中的自身抗体［抗磷脂酶A2受体（PLA2R）］反应相关。

IMN的治疗方法包括降蛋白尿药物（肾素－血管紧张素转换酶抑制剂，血管紧张素Ⅱ受体拮抗剂）、利尿剂、调脂药物和抗凝药物等针对肾病综合征的措施。而细胞毒药物包括环磷酰胺、大剂量泼尼松和大剂量免疫抑制剂对复发性IMN无明确效果。抗CD20单克隆抗体对自体肾IMN的治疗有一定效果，对难治性复发性IMN受者可考虑抗CD20单克隆抗体治疗，但仍需随机对照观察来验证。

如何监测肾移植后肾小球肾炎的复发？

（1）原发病为局灶节段性肾小球硬化（FSGS）的肾移植受者，建议至少按以下频率筛查蛋白尿：①第1周每天1次；②第2~4周每周1次；③第2~12月每1个月1次；④12个月之后每年1次。（2D）

（2）原发病为IgA肾病、膜增生性肾小球肾炎（MPGN）、抗肾小球基底膜肾病或ANCA相关性血管炎等可治疗的有复发可能的肾脏病的肾移植受者，建议按以下频率筛查镜下血尿：①第1个月测量一次以确定基线值；②第1年每3个月1次；③1年之后每年1次。

（3）原发性溶血尿毒症综合征（HUS）的受者，建议在出现移植肾功能不全时筛查血栓性微血管病（例如：血小板计数、外周血涂片观察血细胞形态、血浆结合珠蛋白、血清乳酸脱氢酶）。

（4）筛查提示可能为可治性肾脏病复发时，建议进行移植肾活检。

肾移植后复发性肾脏病的治疗有哪些？

（1）原发病为FSGS者，当活检提示为微小病变型肾病或FSGS时，建议行血浆置换；

（2）ANCA相关性血管炎或抗肾小球基底膜肾病复发的受者，建议使用大剂量的糖皮质激素和环磷酰胺；

（3）肾小球肾炎复发伴有蛋白尿的受者，建议使用ACEI或ARB；

（4）原发性高草酸尿症的受者，建议在血浆和尿液草酸盐水平恢复正常之前，采用恰当的措施避免草酸盐沉积，包括：①维生素B_6；②高钙低草酸饮食；③增加饮水量以促进草酸经尿排泄；④柠檬酸钾盐或钠盐碱化尿液；⑤正磷酸盐；⑥氧化镁；⑦强化血液透析以清除草酸。

肾移植有哪些优缺点？

优点：肾移植是尿毒症患者最合理、最有效的治疗方法。成功的肾移植可以使患者免除透析，有完整的肾脏功能，患者所受的限制更少，对工作学习影响小，生活质量更高。

缺点：肾源短缺，可能需等待较长时间；术前需严格的评估和配型；需终生服用免疫抑制剂，并出现免疫抑制剂相关副作用；移植后长期服用免疫抑制剂，感染、排斥和肿瘤风险增加；移植肾功能可能因多种原因在近期或远期丢失，重新进入透析或二次移植；可能经移植肾感染细菌、病毒、真菌等病原体；移植患者仍需遵守健康饮食指南，减少高血脂、糖尿病、高尿酸血症等风险。

肾脏移植受者的术前准备

慢性肾功能衰竭尿毒症期患者有哪些治疗选择和治疗前的准备？

慢性肾功能衰竭是指各种肾脏病导致肾脏功能渐进性不可逆性减退，直至功能丧失所出现的一系列症状和代谢紊乱所造成的临床综合征，简称慢性肾衰。慢性肾衰的终末期即为尿毒症。患者进入尿毒症期时，肾小球滤过率不超过15%，如果不及时采取替代治疗，将会对身体其他脏器也会带来严重不可逆的损害，出现如心衰、肺水肿、高钾、重度贫血、严重胃肠道反应、继发感染等严重并发症，危及生命安全。

慢性肾衰竭尿毒症期患者单纯依赖药物或保守治疗已不能达到效果，需要肾脏替代治疗，包括透析治疗（血液透析和腹膜透析）和肾移植。患者在选择前，应充分了解三种肾脏替代治疗的优缺点，结合自身条件、家庭环境、工作情况、经济状况等选择适合的治疗方式。拟行血液透析的患者，需提前1~3个月行左前臂或右前臂（一般选非优势手）动静脉造瘘手术，联系长期透析治疗的血透中心。准备腹膜透析的患者，需提前2~4周置入腹膜透析管。准备肾移植的患者应及时到肾移植中心登记、术前评估，如有亲属愿意供肾，可与潜在供者一起就诊，作供肾术前评估，接受伦理审核；如无亲属供肾，评估合格后需透析等待合适肾源，每3~6个月肾移植门诊随访。

什么是血液透析？它有哪些优缺点？

血液透析（hemodialysis，HD）是通过血管通路（动静脉瘘管、临时或永久深静脉置管）将体内血液引流至体外，经一个由无数根空心纤维组成的透析器，血液与透析液在一根根空心纤维内外进行物质交换，清除体内的代谢废物、维持电解质和酸碱平衡；同时清除体内过多的水分，并将经过净化的血液回输。

优点：每次能充分清除体内水分和毒素；每周有固定的时间到医院治疗，如有病情变化，可得到及时处理；透析过程中有专业医疗人员操作，无需自己动手。如能坚持充分透析、纠正钙磷骨代谢紊乱、纠正贫血等治疗，患者可有较长的生存期，文献报道最长可达30年以上。

缺点：需每周到医院2~3次，每次4~5个小时，无法任意更改透析时间，严重影响日常工作和生活；每次需要扎针；每次透析中透析管壁附着、透析管中凝血或扎针处渗血等可能丢失部分血液，贫血发生率高；透析前后血压波动大，心脑血管并发症发生率高；透析中需要肝素抗凝，易引起脑、胃肠道等深部出血；透析间期需要严格控制水分和饮食，体重增长不超过4%；透析前因毒素累积较易产生不适；易经血液感染免疫缺陷病毒、梅毒、肝炎病毒等；血液透析不能完全替代肾脏功能，只能清除部分中小分子毒素，长期中大分子毒素残留会引起心脑血管并发症、脑病、骨病、贫血、营养不良等并发症；不能保护残余肾功能。

什么是腹膜透析？它有哪些优缺点？

腹膜透析（peritoneal dialysis，PD）是利用人体自身的腹膜作为透析膜的一种透析方式。腹透液通过腹部的腹膜透析管灌入腹腔，与腹膜另一侧毛细血管内血浆成分进行交换，清除体内毒素和过多的水分，同时通过透析液补充机体所必需的物质。

优点：

（1）较好保护残余肾功能：腹透过程中没有容量的短期大量改变，不会造成肾脏缺血，有利于保护残余肾功能；

（2）心血管的稳定性好，是严重心血管疾病、脑血管疾病、糖尿病以及老年患者首选的透析方式；

（3）透析效率高：对中分子毒素物质、β 微球蛋白及磷的清除较好，对贫血、神经病变、骨病的改善优于血透。

（4）经血液传播肝炎病毒、免疫缺陷病毒、梅毒等机会少；

（5）对血管要求较低，适用于外周血管条件差、动静脉瘘反复闭塞的患者；

（6）饮食限制较少，对儿童的生长发育影响少；

（7）可在家中进行透析，不用去医院，不影响工作、学习和旅游，治疗费用较低，生活质量高。

缺点：

（1）易感染：由于腹膜透析需要在腹腔内置入腹透管，腹腔通过腹透管与外界相通，且每天需频繁更换腹透液，如果没有严格掌握无菌操作，容易感染，导致腹膜炎。

（2）长期腹膜透析，可出现腹膜硬化、腹透清除率降低；

（3）易出现腹透管堵塞、移位，影响进一步腹透；

（4）较易出现超滤量减少、水钠潴留、全身水肿和心脏扩大；

（5）营养丢失：长期透析，易经腹透液丢失蛋白等营养物质，出现低蛋白血症、低钾血症等；

（6）只能部分替代肾脏功能，而无肾脏内分泌功能。

肾移植术前的透析应注意哪些？

准备肾移植的患者在透析时应注意：

（1）尿毒症早期患者，如一般情况良好、有合适供者，可不经过透析，直接进入肾移植；

（2）透析方式对肾移植及移植肾存活率的影响无明显差异；

（3）不管是血透还是腹透，透析都要充分，要及时纠正中重度贫血、低蛋白血症、水肿、肝功能异常等并发症，为移植作好准备。

尿毒症患者决定选择肾移植后，首先要怎么做？

选择肾移植的尿毒症患者，应携带既往病历资料到肾移植门诊进行登记、行移植前评估、并充分了解肾移植相关知识，比如供肾来源、肾移植术前注意及术中术后风险等。

准备肾移植的患者初次评估需要哪些内容？

准备肾移植的患者初次评估内容应比较详细，包括手术风险评估、手术条件评估、免疫状态评估、肾脏原发疾病的评估和社会心理评估。

（1）手术风险评估

主要评估影响围手术期和术后长期生存的危险因素，包括尿毒症并发症评估、恶性肿瘤性疾病的评估和感染疾病的评估。

①尿毒症并发症评估：确定有无以下系统病变及严重程度，包括水、电解质、酸碱代谢紊乱（如水潴留、低钠血症、高钾、低钾、代谢性酸中毒等）、心血管病变（包括严重高血压、近6个月有无心衰、心绞痛、心梗或严重室性心律失常等）、消化系统病变（有无消化道出血、消化道溃疡和胆道结石等）、血液系统病变（有无严重贫血和凝血功能障碍）、神经系统病变（有无尿毒症脑病和周围神经病变）、骨骼系统病变（如严重高钙血症、继发甲状旁腺功能亢进）等。

②肿瘤评估：需要根据患者既往病史、家族史、年龄选择不同的检查，筛查有无肿瘤，既往有肿瘤病史的患者需根据肿瘤类型及恶性程度随访2~5年，没有复发才可考虑移植。

③感染性疾病的评估：包括肝炎病毒评估（有无肝炎病毒携带、病毒

复制，如有复制应抗病毒治疗直至复制指标阴性并维持3~6个月，同时B超或CT明确有无肝硬化、门脉高压，必要时可肝穿刺了解肝脏组织情况）、HIV（获得性免疫缺陷病毒）评估以及其他细菌感染（如牙周脓肿、透析管路细菌感染、泌尿系统感染和结核菌感染）、病毒（人乳头瘤病毒、巨细胞病毒、EB病毒、人类T淋巴细胞白血病病毒I型、风疹病毒和带状疱疹病毒）感染。

（2）手术条件评估：包括血管条件评估和泌尿系统疾病评估，前者包括髂血管有无严重病变、影响与移植肾血管的吻合、有无严重外周血管病变或动脉硬化，后者包括有无泌尿系统畸形需要在手术前纠正、自体肾脏是否需要切除、有无神经源性膀胱等。

（3）免疫状态的评估：包括ABO血型、HLA分型、抗HLA抗体和供受者交叉配型。

（4）肾脏原发疾病的评估：需明确原发病，部分原发性肾小球肾炎移植后易复发，并短期内引起移植肾功能丢失。继发性肾病术后应注意控制血糖、血压和狼疮活动，减少移植肾损害。

（5）社会心理评估是要确保等待移植的尿毒症患者充分理解肾移植的基本过程和可能风险，并能够坚持术后长期应用免疫抑制剂和定期随访。

肾移植术前如何评估心血管疾病风险？

肾移植术后因心血管病死亡的人数占21.9%，危险因素包括冠心病史、心梗史、高血压、高脂血症、糖尿病、频发心绞痛、房颤、室性心律不齐、出现Q波及ST–T段下降、左束支传导阻滞等。术前筛查流程包括：

（1）年轻、没有危险因素者，检查心电图和（或）心脏超声、胸部X线，全部正常则合适，不正常者进行第二步；

（2）长期透析、严重高血压、吸烟或心脏肥大者，检查运动或负荷心电图、心脏超声、心肌闪烁显像，全部正常则合适，不正常者进行第三步；

（3）老年（>60岁）、糖尿病、心梗史、频发心绞痛者，检查冠脉造影，正常则合适，异常者行冠脉扩张、支架置入或冠脉搭桥术，成功则适合移植。

主动脉、髂动脉硬化狭窄会影响移植肾和下肢的血供。局限性狭窄可置支架；多处狭窄宜用人造血管行主动脉髂动脉或股动脉旁路手术。6周后可行肾移植术。肾动脉可吻合在髂外动脉或人造血管上，但应尽量避免后者，因人造血管吻合口易致内膜增殖、形成血栓，从而影响移植肾血供。

等待肾移植的血液透析患者应注意什么？

血液透析应充分，透析间期严格控制水分，体重增长控制在4%以内，定期复查心胸比，控制在0.5左右；注意纠正贫血等并发症；定期复查乙肝、丙肝、HIV、RPR等感染指标，如有阳性，及时治疗。

等待肾移植的腹膜透析尿毒症患者应注意什么？

腹膜透析应充分，定期复查心胸比，控制在0.5左右，避免水钠潴留；充分治疗腹透管感染或腹膜炎、移植前确定感染已控制3~6个月；注意纠正贫血、低钾、低蛋白血症。

移植前需要疫苗接种吗？

尿毒症患者移植前可根据自身情况和医疗条件选择合适的疫苗接种，如白百破疫苗、人乳头瘤病毒疫苗（26岁以上女性）、水痘疫苗、带状疱疹疫苗、麻疹、腮腺炎和风疹病毒疫苗、流感疫苗、肺炎球菌疫苗、乙肝、甲肝疫苗及流行性脑脊髓膜炎疫苗等。

乙肝或丙肝感染的尿毒症患者移植前注意什么？

乙肝或丙肝感染的尿毒症患者首先应确认有无病毒复制、B超了解肝脏弹性，必要时肝穿刺了解有无肝硬化，如有病毒复制，应积极治疗，病毒复制转阴至少6个月后再考虑肾移植；如合并肝硬化需考虑肝肾联合移植。

尿毒症患者移植前的透析时间有限制吗？

尿毒症患者移植前的透析时间没有限制，取决于供肾和患者移植前状态。如有合适的供者且患者无肾移植禁忌证，可以不经过透析直接肾移植；如没有合适的供肾、透析较长时间，移植前需详细评估尤其是心脑血管、感染和肿瘤状况、排除肾移植禁忌证。

尿毒症患者合并恶性肿瘤是否适合肾移植？

尿毒症患者术前应检查有无恶性肿瘤，如发现应立即治疗，治疗后必须间隔2~5年，证实无复发者才能考虑接受肾移植。对低度恶性肿瘤如原位癌（膀胱、子宫颈）、早期结肠癌、意外发现的小肾癌，主张切除肿瘤，证实无转移后，短期内（1年）可做肾移植。肾肿瘤、宫颈原位癌、甲状腺癌、皮肤基底细胞或鳞状上皮癌、淋巴瘤、前列腺癌孤立结节需间隔2年无复发，才可考虑肾移植；宫颈非原位癌、皮肤黑色素瘤、乳腺癌、弥漫膀胱癌、结－直肠癌需间隔5年无复发才可考虑肾移植；前列腺癌弥漫性病变禁忌肾移植。

肾移植术前自体双肾或原有移植肾需要特别处理吗？

肾移植术前，自体双肾或原有移植肾一般不需特别处理，除非出现以下情况时考虑自体双肾或原有移植肾切除：

①反复发作慢性肾盂肾炎；②巨大多囊肾影响移植肾的安放，或多囊肾出血感染；③肾肿瘤；④肾结核；⑤移植肾失功后反复排斥反应；⑥顽固性高血压。

肾移植术后需定期行B超等检查，了解双肾和原有移植肾有无肿瘤等病变。

ABO血型不相容（ABOI）的患者能否移植？

人类目前已经发现血型系统有30余种，有ABO血型系统、Rh血型系统、MNS血型系统、P血型系统，其中以ABO血型系统和Rh血型系统最为重要。

ABO血型系统：A型血人红细胞表面有A型抗原；他们的血清中会产生对抗B型抗原的抗体，所以血型为A型的人只可接受A型或O型的血液。B型血人跟A型血人相反，他们红细胞表面有B型抗原；血清中会产生对抗A型抗原的抗体。所以血型为B型的人只可接受B型或O型的血液。AB型血人的红细胞表面同时有A型及B型抗原；他们的血清不会产生对抗A型或B型抗原的抗体。因此，AB型血的人是“全适受血者”。然而，他们只可捐血给AB型血的人。O型血人红细胞表面没有A或B型抗原。他们的血清对两种抗原都会产生抗体。因此，O型血的人是“全适捐血者”。然而，他们只可接受来自O型血的人。

Rh血型系统：在人类红细胞上存在一种特殊的抗原，与恒河猴红细胞上的抗原相同，称“Rh”抗原，凡含有这种抗原的为Rh阳性，不含这种抗原的为Rh阴性。RH阴性者不能接受RH阳性者血液，我国汉族人群中绝大多数为Rh阳性。

肾移植一般按照ABO血型相容原则，但由于供肾短缺，越来越多的移植中心尝试供受者之间，尤其是亲属之间ABO血型不相容肾移植。ABO血型不相容肾移植术前需血浆置换等处理降低血液中血型抗体滴度、手术前后强效免疫抑制剂诱导、术后密切监测血型抗体，以免发生排斥反应。

与ABO血型相容受者相比，ABOI肾移植的急性排斥反应发生率较高，但长期移植物存活及患者生存情况与ABO相合移植相当。ABOI受者肾移植面临更高的感染风险，包括肺炎、泌尿道感染、伤口感染和BK病毒肾病等；围手术期出血率更高，可能与血浆分离置换导致凝血因子丢失有关。

HLA抗体高能否肾移植?

尿毒症患者由于妊娠、输血、既往移植甚至感染可产生人类白细胞抗原（HLA）抗体。抗体明显高于正常者，称高致敏患者。

高度致敏患者可通过避开致敏抗原的配型或术前清除抗体、脱敏治疗减少抗体、增加移植成功率。

高致敏患者，有两种方法脱敏。①使用大剂量静脉用丙种球蛋白（IVIG）。②另一种方法是使用小剂量IVIG和血浆置换。脱敏治疗后，交叉配型阴性是最佳结果。低滴度阳性交叉配型也可能显著增加早期移植物丢失风险，并需要长期强化移植后治疗，移植后长期效果不明。对于HLA抗体滴度较高（≥1∶32）的患者，脱敏可能非常耗费资源，产生完全阴性交叉配型结果的可能性较低，移植后复发性AMR和早期移植物丢失的风险很高。大剂量单剂IVIG脱敏方案可能有益于抗体滴度较低（≤1∶4）的患者，优化治疗可能有利于降低急性AMR发生率。对于HLA抗体滴度为中等水平（1∶8~1∶16）的患者，血浆置换/小剂量IVIG比高剂量单剂IVIG更可能产生阴性交叉配型结果。

综上所述，HLA抗体高的患者经脱敏治疗后可以考虑肾移植，效果优于继续透析者，但仍存在较高风险的急性排斥反应和早期移植物丢失风险。

肾移植的供体来源有哪些?

肾移植供体目前有亲属活体供体和公民逝世后器官捐献（Donation of Citizen Death，DCD）两种。

亲属活体供体限于受者的配偶、直系血亲或者三代以内旁系血亲，或有证据证明与活体器官捐献人存在因帮扶等形成亲情关系的人员。即包括：夫妻、父母、子女、兄弟姐妹、叔舅姑姨、表（堂）兄弟姐妹；夫妻通常要求婚后三年以上，感情融洽，自愿捐献。

DCD供体是目前我国器官移植供体的主要来源。由于外伤或突发意外，

DCD供体出现严重的中枢神经损伤和（或）不可逆转的脑损伤，经过神经科或ICU医生确定患者没有复苏的可能后、亲属决定的器官捐献。DCD供器官的主要问题是原发移植肾无功能和供体来源感染的风险很高。

等待肾移植的患者初次评估后在等待期该如何随访？

患者等待肾移植的时间比较长，等待过程中应在肾移植门诊定期随访，除了肾内科透析门诊的每3个月一次血常规、肝肾功能、血糖、血脂、血白蛋白、电解质和心胸比、每半年一次乙肝、丙肝、HIV和RPR，还应至少每年一次PRA、腹部B超和肺部X线，并根据患者透析情况酌情增减。

等待肾移植的患者需要注意哪些问题？

因为除了亲属供体肾移植，DCD供体来源的肾移植都是急诊手术。等待肾移植的患者需注意有无以下问题并及时处理，移植前及时告知移植医生，以免增加围手术期风险：

（1）预防、及时处理感染，如有明显感染包括发热、咳嗽咳痰、腹痛腹泻、尿路刺激征等均应及时处理，肾移植医生通知配型时告知病情，暂缓肾移植；

（2）避免输血，输血可增加患者致敏、术后增加急性排斥风险，贫血时应避免输血，如病情需要必需输血，输血后应密切关注抗HLA抗体指标有无升高；

（3）减少双侧股静脉穿刺，股静脉穿刺置管可能引起髂静脉炎、髂静脉闭塞，从而影响移植肾植入时血管吻合；

（4）避免服用大量提高免疫力的食物或药物，如应避免大量人参等提高免疫力食物或中药进补，否则可能增加术后排斥风险；

（5）避免服用或术前停用阿司匹林、氯吡格雷等抗凝药5~7天，以免术中术后出血。

非亲属供肾肾移植当天术前注意什么？

患者接到医院配型通知后，应注意：

（1）保持轻松心态，不要过度紧张，按移植医生要求带上就诊卡和最近医学资料，准时到医院，接受必要的术前检查和准备；

（2）手术前需禁食8小时、禁水4小时，术前一餐应少渣饮食；

（3）告知医生有无感染、其他身体不适，女性应告知末次月经时间；

（4）告知医生有无服用阿司匹林、氯吡格雷等抗凝药；

（5）术前24小时最好血透一次，术前4~6小时血透者，最好选用无肝素血透，避免超滤过多水分。腹透者应带上1~2次腹透用品到医院；

（6）手术当天降压药常规服用，术前4小时内如没有严重高血压和高血糖，可暂停降压药和降糖药。

移植当天，还需做什么检查和准备工作？

肾移植患者如果最近2~4周内未有类似检查，移植当天术前需急诊化验血常规、凝血常规、生化、胸片或CT（了解有无肺部病变及心胸比）、心电图等，及时发现异常，便于术中、术后风险评估。

手术医生会和患者及家属见面，书面告知手术安排和可能存在的术中、术后风险，并解答患者和/或家属可能的问题。患者和/或家属签署手术同意书后，医生方能安排移植手术。

病房护士会告知患者和/或家属术前护理工作，为患者准备术前药物治疗，完成备皮、灌肠等必须准备工作，指导患者完成洗澡、更衣等术前准备。进入手术室前患者需要摘掉手表、装饰品、义齿，做好个人卫生工作。

为什么肾移植术前需要做HLA配型？

人类白细胞抗原（HLA）作为组织细胞的遗传标记，在抗原识别与提呈、免疫应答与调控、破坏外来抗原靶细胞等方面发挥重要作用，是导致移植物排斥反应的主要抗原。

肾移植临床随访资料显示，HLA配型在肾移植中有着重要意义。理想的配型可以提高移植物存活率10%~20%，半寿期提高一倍以上，并可显著减少急性排斥和激素冲击的次数；对于再次移植和高危组患者，效果更加明显。

HLA配型对器官移植效果的影响分为三类。一是对急性排斥和短期存活的影响。影响短期存活的主要因素包括排斥反应、缺血时间和肾功能延迟。选择HLA相容的供肾、合理应用免疫抑制剂是目前控制排斥反应的主要措施。二是对长期存活率的影响。资料显示，无论欧洲、美洲和亚洲人群，HLA配型对肾移植长期存活均有显著影响，其他各国学者单个中心的回顾性分析绝大多数都有相同结果。三是对再次移植和致敏受者的影响。再次移植的人，肾存活率明显低于首次移植，影响因素包括受者的致敏性、首次移植存活时间和并发症等，最主要的影响因素则是HLA相容程度。

移植物有功能的长期存活是移植工作者追求的最终目标。延长移植肾长期存活的措施多种多样，但目前真正具有临床价值的措施首推HLA配型。

总之，HLA配型尤其是HLA-DR位点的配型对提高移植物的短期存活和长期存活均具有重要的临床意义。

为什么在移植登记前需要做PRA检测？

对于器官移植患者，检测血清中HLA抗体至关重要。随着肾移植数量的增加，特别是一部分2次以上移植的患者和有过妊娠史的女性患者，使得淋巴细胞毒高敏患者也相应增多，对这部分患者可通过检测群体反应性抗体（Panel Reactive Antibody，简称PRA），系统地了解其体内的抗体水平，可有效地帮助临床医生选择器官和决定移植时机，对于降低超急排斥和急性排斥的发生，以及提高移植肾存活率具有相当重要的意义。

器官移植受者体内预存抗体，尤其是特异性抗HLA抗体是影响移植物存活和排斥反应的重要因素，移植前筛选出这些抗体具有重要的临床意义。

淋巴细胞毒交叉试验是器官移植前供受者配型的基本检测项目，但它无法确定HLA抗体的类型，更无法区别特异性IgG或IgM抗体，而其中特异性的IgG抗体才会影响肾移植效果。另有报道细胞毒阴性也不能完全排除超急排斥反应的发生。因此为进一步提高目前的器官移植存活率，PRA试验已作为一项移植前常规检测项目，尤其对于二次移植以及有过妊娠和输血史的受者已作为一项必须进行的检测项目。

移植前PRA水平对器官存活有明显影响。资料显示，首次移植PRA 10%~50%的受者较PRA<10%的无致敏状态受者一年半移植肾存活率低7%，PRA>50%的受者移植肾存活率低50%；PRA>10%的患者，移植肾功能延迟恢复（DGF）发生率明显高于PRA<10%的患者。由于HLA抗体的波动及输血等因素的影响，肾移植前受者应定期检测其血清HLA抗体。

为什么肾移植术前必须要做淋巴细胞毒交叉试验？

供受体间的细胞毒试验是通过检测受体血清中是否存在有针对供体的细胞毒抗体，以此来确保同种异体移植肾不发生超急性排斥。

补体依赖的淋巴细胞毒试验，最初是在1956年被Gorer等用来检查小鼠的同种抗体，1964年Terasaki等将此方法引入HLA血清学检查并使之微量化，而后又几经改良，成为一项国际通用标准技术。在器官移植前，行淋巴细胞毒交叉试验（Complement Dependent Cytotoxicity，简称CDC），被视为必不可少的一项检查。

被检血清中的抗体与供体淋巴细胞膜表面相应抗原结合后激活补体，引起细胞膜破损，这种抗体称为细胞毒抗体。如将含有此抗体的血清与淋巴细胞和补体共同温育，淋巴细胞将被杀死，细胞膜通透性增加，染料得以渗入使细胞染上颜色，根据着色的死细胞数目，可以估计淋巴细胞毒抗体的强度。

淋巴细胞毒试验通常有两种方法，微量法和试管法，目前我们常用的是试管法。试验过程就不一一介绍了。最后结果观察我们是用普通生物显微镜高倍镜计数200个淋巴细胞，计算出着色死细胞的百分率。当试验所设之阳性对照中死亡细胞数大于90%，阴性对照中死亡细胞数小于2%时，表明此试验结果可靠，临床将细胞毒低于10%作为阴性，大于10%则为移植禁忌。

肾移植手术

肾移植和肾移植手术是一回事吗？

肾移植是一个包含外科手术和术后治疗的一体化过程。外科手术部分又包括了取肾术、修肾术和植肾术三次手术，这里面的植肾术往往就是普通人和肾移植患者所理解的“肾移植手术”。

取肾术是将移植用肾脏从供体体内完整、无损取出的过程。

修肾术是将待移植肾脏做必要的检查、修整的过程。

植肾术是将移植肾植入受者体内，重建血液循环和排尿通道的手术过程。

上面三台手术都必不可缺，彼此衔接，接连完成，构成肾移植治疗的外科部分。肾移植外科治疗只是肾移植整体治疗的第一步，移植肾和患者的长期、健康存活还有赖于术后规律随访、个体化调整免疫抑制剂治疗，以及各种并发症的防治。

修肾术是如何完成的？是必须有的吗？

移植用肾脏来自供体。供体肾脏周围会附带着很多结缔组织、分支小血管、肾周脂肪等。植肾术前需要通过外科手术去除这些不需要的组织和结构。此外，修肾术还是对待移植肾脏进行检查的过程，排查是否有不利于植肾术的解剖结构（分支血管、单纯囊肿等），并予以相应处理。

修肾术是植肾术前必须的准备过程。

植肾术是如何完成的？

稳定的血液循环是移植肾存活的必须条件，排泌尿液是肾脏的主要功能。植肾术两个主要目的是：

（1）重建移植肾的血液供应——让移植肾能活下来；

（2）重建移植肾的排尿通道——让移植肾产生的尿液能排出去。

为了实现第一个目标，需要把移植肾的动脉——相当于进水管，和静脉——相当于出水管，和患者自身的动脉、静脉分别吻合，形成完整的局部循环回路，通过自身动脉——移植肾动脉——移植肾——移植肾静脉——自身静脉，这样的血液循环将器官存活所需的养分输送到移植肾，维持其生存和功能。

为了实现第二个目标，需要把移植肾的输尿管和患者自身的膀胱，或者输尿管吻合，利用患者自身健存的通路，为移植肾生产的尿液重建一个出口。

除了这两个必须的部分，植肾术还涉及组织分离暴露、血管和淋巴管残端处理等其他操作步骤。

移植肾放在身体什么地方？肾移植前需要切除自己的肾脏吗？

移植肾一般会放置在患者的髂窝内。这是下腹部偏外侧的一个腔隙，正常情况下这里没有其他器官。髂窝距离自体肾脏较远，外科手段处理后足以容纳移植肾。因此，常规肾移植手术中不需要切除自体肾。

移植受者的身体状况不同，移植肾具体的解剖结构各异，植肾术的术式虽然已经很成熟，但有些患者的手术方案可能会在术中有所调整，有时需要利用患者自体的输尿管完成肾移植，或进行其他手术治疗。

移植手术需要多少时间？

移植手术一般需要2~3个小时。但患者如果有解剖结构变异、移植手术区域既往有手术史或创伤史，手术的难度和时间都会相应延长。

除了手术本身，麻醉医生和手术护士还要做很多细致的术前准备。手术结束后，患者还需要在麻醉复苏室监护，由麻醉医生确认脱离麻醉支持后生命体征稳定，才能返回病房。这些术前、术后必不可少的医疗工作环节都会延长患者在手术室内停留的时间。

此外，手术时间的长短，和手术难度、手术顺利与否不一定完全相关。患者家属不需要因为手术时间超出自己的预期而有不必要的紧张和焦虑，比较稳妥的方法是在家属休息区或者医患沟通室耐心等待，如果确有术前未曾预料的意外情况出现，手术医生会主动和患者家属联系。

移植手术时间如何确定？为什么医生会半夜通知准备移植手术？

移植手术开始的时间根据移植供肾的获取时间决定。

亲属捐献移植属于择期手术，供肾获取和移植手术可以在预定的时间完成。而公民逝世后捐献必须在捐献者达到一定条件后才能开始。捐献开始的时间无法准确估计，后续的移植手术时间也随之无法确定。

通常移植医生都会尽量缩短器官获取到完成移植之间的时间间隔，以便为移植肾恢复争取更好的条件。因此一旦确认器官获取成功，医生就会立刻通知符合条件的受者来院准备，争取一旦确定配型成功，可以尽快开始肾移植手术。

因此，捐献器官获取时间的不确定性，决定了移植手术开始时间的不确定性。

为什么移植术前会做很多次重复检查？

肾移植手术是高风险治疗，主要风险包括两方面：①免疫学相关（排斥反应）；②非免疫学相关（常见外科并发症）。移植医生需要通过完善的术前准备，尽可能减少上述两种并发症出现的几率。

移植术前，每一例供肾的免疫学特征都会被仔细检查、辨认、记录。移植的免疫学特征会和待移植患者的免疫学背景进行一对一的配型比对，以确定这一例供肾是否适合这一位患者，这些检查都要耗费一定的时间。如果待移植的患者不止一个，待配型的供肾也不止一个，这样一对一配型比对要重复多次，以便为每一个供肾找到最合适的移植受者。这样一来，完成全部检查的时间也会延长。

每一次移植术前准备，随着每一个新的供肾到来，待移植患者都需要重复一次这样一对一免疫学检查，以评估接受这一例供肾的免疫学风险。所以，每一次移植前，都要进行必要的配型检查，导致患者每一次配型准备的过程中，不得不耐心等待一段时间。

待移植患者都处于终末期慢性肾功能不全（尿毒症），很多人还长期接受透析治疗。这些患者常常罹患多种疾病，尤其是多种心血管系统、呼吸系统疾病，移植手术过程中外科并发症出现的风险也会随之升高。每一次移植手术开始前，医生都要重新评估患者的健康状况，进行必要的检查（心电图、胸片等），了解心脏、肺脏等重要生命脏器的功能状态、评估患者对于手术的耐受性和手术风险。有时候医生会建议准备条件不达标，或者病情不稳定的患者放弃移植手术，避免不必要的手术风险，保障患者的生命安全。

为什么参加了好几次移植准备，但都没有得到手术的机会？

器官移植不同于其他常见外科手术，不仅要完成脏器植入，还要尽可能保障植入脏器存活。以现代医学对于人类免疫系统的了解，还不足以完全、彻底地根除排斥反应的风险，而严重的排斥反应会导致植入的移植肾失功，甚至危及患者生命。因此，在准备不充分，配型不合适的情况下，切不可进行移植手术。患者需要和移植医生配合，完成每一次一对一的配型检查，抱着积极乐观的心态，冷静客观地面对器官短缺的现实，耐心等待适合自己的供肾出现。

很多待移植患者会就近寻找医疗单位进行维持性透析治疗，等待移植的机会。这样一来，移植医生无法时刻随访、跟踪这些患者的透析治疗效果、基础健康、心血管功能水平。因此，每次移植前准备时，移植医生都需要重新检查，判断患者的健康状态，评估患者对于外科手术的耐受力和可能手术风险。如果有明显不适宜手术的健康问题，为了保障患者的生命安全，会建议患者推迟手术，等待下一次移植的机会。

如果准备不充分，条件不具备的情况下，勉强进行移植手术，一方面移植肾的存活和预后可能不好；更重要的是可能给患者生命安全带来威胁。

移植当日可以进行血液透析治疗吗？

移植当日患者可以进行血液透析，但治疗中最好不要使用肝素，或仅使用代谢更快的低分子肝素。手术当日使用抗凝药物会增加术中、术后出血的风险。除了常规血液透析，某些患者还需要在手术当日追加一次透析，以清除体内过多的水分和肌酐等代谢废物，改善身体状况，减轻心脏负荷，为手术安全和术后恢复创造条件。总而言之，移植当日是否需要透析，该如何透析，需要在移植和透析医生协调下安排。

术前有低热对手术有影响吗？

肾移植手术前后，患者会使用很多免疫抑制剂，降低患者免疫功能。在这种情况下，移植前的轻微感染可能在术后迅速进展，变成危及生命的严重疾病。因此，待移植患者和家属一定要及时、准确地向移植医生告知患者真实病情，以防看似无关大碍的“小毛病”，变成为威胁移植患者生命安全的“大问题”。在及时掌握病情的情况下，专业的移植医生会根据患者病情安排针对性的检查和治疗，准确评估患者是否能够耐受移植手术，以及围手术期的免疫抑制治疗，最大化的控制各种医疗风险。

除了可能存在的潜在感染，待移植患者近期出现的呼吸、循环系统功能变化、出凝血功能变化等，也都需要在移植术前及时和移植医生沟通反馈，以便医生及时了解病情，准确掌握移植手术指征，预防各种并发症。

术前用药的目的是什么？为何不同患者用药不同？

移植肾从植入受者体内开始，就开始面临受者免疫系统的攻击。免疫抑制治疗往往从移植前就开始，使受者免疫功能降低至相对较低水平，对于移植肾更加安全。术前使用的免疫抑制剂有很多种，包括口服和静脉制剂。这些药物的功能特点和副作用各不相同。移植医生会从患者病情、配型检查结果，术后感染并发症的风险等方面进行综合评估，为每一个患者选择安全、适合的术前治疗。

移植前用了药物，术后就不会发生排斥反应了吗？

排斥反应仍是器官移植医学不可回避的潜在并发症。移植术前、术后使用各种免疫抑制剂，可以极大地降低排斥反应发生的风险，但尚不能确保每一个患者不发生排斥反应。事实上，除了药物治疗，术后密切地观察和随访也是预防排斥反应不可缺少的环节。

另一方面，虽然排斥反应难以完全杜绝，但随着现代移植医学的进步，排斥反应，尤其是各种急性排斥反应的治疗效果，正在不断提高。

术前药物越贵、作用越强，手术效果越好么？

移植前用药有很多种，作用机制不同，治疗强度不同，常见的副作用也不同。移植前需要根据每一个患者不同的个体情况，选择最合适的免疫抑制治疗。作用最强、最昂贵的药物，并不一定适合于每一个患者。患者家属急切的心情可以理解，但术前、术后的药物治疗方案，还是交给专业的移植医生去安排比较好。

肾移植手术后治疗和监护

手术后家属可以见到患者吗？

不同于其他常见外科手术治疗。移植后早期患者需要隔离治疗一段时间。

肾移植术后，患者刚刚经历一次大手术，身体非常虚弱。为了保障移植肾存活，患者需要在手术后持续需要使用药物降低受者的免疫功能。这样一来，患者对外来细菌、病毒、真菌的抵抗力非常弱，容易发生感染。此外，外界环境中很多对正常人不致病的病原体，有可能导致移植受者发生严重的感染，甚至于危及生命。所以移植受者在术后早期，需要严格地隔离在相对无菌的环境中。

在移植手术和术后药物的影响下，移植受者在术后会经历比较大的生理功能波动，可能出现各种不同的生命体征改变，或伴有各种不同的不适感觉。这个时期医护人员需要密切观察、记录患者身体机能的各种变化，对术后治疗进行精细地调整。在这种情况下，隔离治疗能为患者休息和医护工作创造安静、不受干扰的环境，是保障移植后治疗必不可少的环节。

因此，希望每一个移植受者和他们的家属，都能够积极配合移植医护人员的工作，维护隔离治疗秩序，为每一个移植患者的康复创造条件。

移植术后隔离期间，家属可以进入隔离房间探视患者吗？

不可以。

首先，正常人群携带的很多致病力相对较弱的病原微生物，可能导致移植患者发生严重感染。其次，隔离病房中常生活着不止一个患者。其中一个患者感染，有可能迅速导致其他患者发生相同或类似的感染。移植术后隔离是关系患者移植成功和生命安全的重要医疗措施。移植术后隔离管理制度必须得到严格遵守。此外，在隔离病房，患者使用的物品都需经过严格的消毒。隔离治疗早期患者家属也不能随意向移植隔离病房内传递手机等私人物品，以减少感染的发生。这是为了自己亲人的安全，也是为了隔离病房中其他患者的安全。

肾移植术后有哪些隔离措施？

肾移植术后患者由手术室转入监护室后，为保证患者安全，家属不可探视。

工作人员进入隔离病房前需做好准备：穿隔离衣、隔离鞋，戴好帽子、口罩，接触患者前需进行洗手、消毒。

对进入监护室的物品、设备等需消毒处理，家属如需转交物品，也需交由护士先进行消毒处理，禁止擅自递入物品。

监护室内每日定时紫外灯杀菌处理，操作台、室内物品、地面等每日消毒液擦拭处理。医护人员进行操作时施行无菌操作规范。

如患者需要外出检查或手术操作，需完善口罩、帽子等隔离措施，做好保暖工作。对监护室医务等工作人员进出进行监察。

术后家属要给患者准备饮食吗？

术后早期家属不需要，也不应该给移植患者准备饮食。

术后头几天患者还未从手术麻醉中完全恢复，胃肠道吸收功能不健全，需要禁食，通过静脉输液补充营养。

移植受者肠道功能恢复后由医院营养部门为他们准备饮食，原因包括：

①从食材源头把关，防范不洁食物被患者食用，导致消化系统并发症；②对患者营养摄入量进行计算和观察，必要时追加营养支持治疗；③为患者提供定时饮食服务，避免无序、多次饮食传送，为每一个患者休息创造条件。

术后多久可以进食呢？

手术后的营养支持是患者术后良好恢复的基本保障，肾移植术后由于患者代谢状态的改变及免疫抑制剂的使用，在饮食方便也略有差异。

一般来说，术后第1天，由于前一日手术麻醉的影响，胃肠道蠕动功能尚未恢复，需要禁食处理。

术后2~3天，患者胃肠道功能逐渐恢复。在肛门排气后，可少量饮水，如无腹痛、腹胀等不适，可以进行流质饮食，由于移植肾功能尚未完全恢复，需限制蛋白摄入。为减少腹胀的发生，应避免进食牛奶等产气食物。术后初期常常应用大剂量激素，造成血糖波动，应避免进食寡糖类食物。选用藕粉等碳水化合物为机体提供热量。

流质饮食1~2天后，可逐步给予患者半流质饮食，如稀饭、米糊、烂面条等食物。并进一步过渡至普通饮食。

如术后肾功能恢复良好，患者食欲会很快改善，需给予足够能量。采用优质白蛋白、复合糖、限制饱和脂肪酸摄入、高维生素低盐饮食。良好的营养可加快伤口愈合与机体恢复。

术后有哪些一般护理？

协助患者完成体位变动：术后初期需去枕平卧6小时，此后可取半卧位，但避免在床上翻动，术后2~3天可逐渐采取半卧位，此后依据病情，逐步完成床上半坐、活动，取出尿管无不适后下床活动。

护理人员注意患者手术切口恢复及引流情况。查看全身管路通畅度，有无堵塞、扭曲、脱落。

如患者术前为血液透析，手臂有瘘管时，需观察内瘘的情况，正常瘘管可触及震颤、闻及猫喘音。

重视会阴护理，以防泌尿道感染。

做好口腔护理，养成饭前、饭后漱口习惯，预防口腔感染。

加强排痰，护理人员协助患者翻身、拍背等。

调整腹带，保证医疗安全的同时保证患者的舒适度。

术后主要监测患者哪些情况？

患者术后需进行手术后常规生命体征的监测：

一般情况：术后第一天，因为麻醉效果未完全消除，患者可能处于睡眠状态，医护人员需要密切注意患者神志，随着麻醉苏醒，需与患者保持沟通，掌握患者一般情况。

体温：每小时测量体温一次，通常术后因为术中创面出血、组织渗液，体温会有升高，一般随时间会慢慢平稳下降，如果体温突然升高至38.5℃以上，需排除急性排斥反应、术后感染等原因，及时对症处置。

监护仪实时监测脉率、血压、心电图，麻醉苏醒后由于疼痛、紧张，血压升高、脉率增快，需对比患者术前血压情况，通常血压维持稍高于患者基础血压，有利于移植肾血流灌注、肾功能恢复。血压过高则会增加移植肾血管、伤口崩裂风险、增加心脏负荷，需口服药物甚至静脉泵入降压药物控制。如血压突然降低、脉率加快，需排除术后伤口、肾脏血管、组织等出血可能，必要时需行手术探查。

肾移植术后为何要频繁地测量体温呢？

肾移植术后，患者转入监护病房，开始进行术后早期的恢复。在这个时期，我们需要防范急性排斥反应和感染的发生。体温作为一个简单易测的指标，比移植肾B超检查更为快捷。肾移植术后早期，患者的病情变化非常迅速，数小时内就可以发生排斥反应。因此，每小时对体温的监测可以及时发现排斥的早期征象，这种便利性是B超等影像学检查所不具备的。

术后如何对尿量进行护理、监测？

尿量是观察移植肾肾功能恢复最直观的指标，术后常规每小时记尿量，观察尿液颜色、浑浊度，以评估肾功能恢复。

肾功能恢复良好的术后患者，因患者在术前存在不同程度的水、钠潴留，术后可使水分加速排出。由于渗透性利尿、术中利尿药物、肾小管重吸收增加等原因可出现多尿期，每小时尿量可多达1000ml，这就对液体的管理有更高的要求。补液时量出为入原则，调整液体种类顺序，维持水电解质平衡、血糖水平，根据尿量等实际情况对输液的速度及时进行调整。

如术后尿量减少，首先要排除尿液流出受阻的情况，如：尿管内血块阻塞、尿管弯折、受压。如尿量减少同时伴有血压偏低，可尝试加快输液速度，若尿量增加，可认为血流量不足或血压偏低，需调整补液，补充血容量，也可选用药物控制血压。若尿量减少同时伴有血压升高、体温突然升高、移植肾区疼痛，需要考虑发生急性排斥反应的可能，严格控制输液速度，加强对电解质的监测，防止出现高钾血症，必要时进行血液透析治疗。

移植术后为什么每天都要抽血检查？对身体有害吗？

与患者身体整体循环血量相比，每日化验所需的血液样本量其实是微乎其微。而且人体内血液本身也在不断地新陈代谢。因此，即使是每日化验，仅就抽血量而言，对患者没有太大的影响。

移植后早期，患者很多生理功能都会发生剧烈的改变，有时会伴有某些生理功能的异常，如水和电解质（钾、钠、氯等）平衡紊乱、血糖过高或过低等。移植医护人员需要通过每日化验，及时了解患者病情，第一时间予以针对性治疗，否则会对移植肾和患者健康有不利影响。

免疫抑制剂治疗是移植成功不可缺少的一部分，很多患者服用免疫抑制剂后血药浓度会有较大差异。因此移植后早期需要不断抽血化验，反复观察、比对患者的药物浓度水平，结合肾功能检查结果，进行必要的药物调整，为每一个患者摸索出最适宜的个体化免疫抑制治疗。

为什么每天化验要抽好几次血？不能一次抽完吗？

移植术后早期肾功能和电解质水平可能会有较大、甚至是剧烈的变动。及时掌握患者肾功能水平可以更及时地布置适宜强度的免疫抑制治疗，预防多种术后并发症。

此外，有些免疫抑制剂的血药浓度是调整药物剂量的重要标准，而很多免疫抑制剂浓度的检查方法又有不同。有一点法（一日固定时间）、两点法（每日两次）、甚至于多点法。服用不同药物的患者，就需要采用不同的方法检查药物浓度。

每个患者的体质不同，药物的吸收、分布、排泄特征各异，服用相同药物后的治疗效果也会有差异。为了摸索个体化治疗方案，即使服用相同药物的患者，有时候也需采用不同的检查策略以完善治疗。

肾移植术后为什么要进行B超检查呢？

一个成功的外科手术需要对术后情况进行监测，确保手术的完成，术后患者的安全，这是大家都可以理解的。那么对于肾移植手术，我们可以通过术后的尿量来判断患者手术后移植肾脏恢复情况、有无发生排斥反应，另外，B超检查是非常重要的监测手段。

肾移植术后肾功能恢复良好状态下，B超见移植肾血流灌注好，血流阻力指数在0.7以下，患者一般情况平稳，尿量多。

当术后发生排斥反应，尤其是血管性排斥反应时，B超可见移植肾脏内血流灌注不足、血管的血流阻力升高、移植肾变大，结合患者发热、尿量突然减少、血压增高可以帮助判断，需要加强抗排斥处理。

发生急性肾小管坏死时，移植肾血流灌注可正常，但是血流阻力指数升高，患者尿少，需要血液透析支持，可持续2周时间，等待新生肾小管发挥重吸收及分泌功能。

当发生移植肾输尿管梗阻时，由于尿液无法顺利排出，患者表现为少尿，但是肾脏血流灌注可正常，移植肾可见有积水，积水严重可伴血流阻力逐渐升高，需及时解除梗阻。

此外，如果术后伴有移植肾周积液、大量淋巴管漏、伤口感染引起的积气，B超下都可以表现出不同征象。可见，术后B超可以协助医师诊断肾移植术后发生的各类并发症，是确保患者术后安全的重要检查。

移植后每天不同时间点要服用不同的药物，一起吃下去可以吗？

药物服下后需要在消化系统内吸收、在循环系统内分布、在目标部位发挥作用、然后经过一定代谢途径分解、排泄。这一系列过程在不同的药物中有各自的特点。移植后很多药物需要在不同的时间点分开服用，以达到最佳治疗效果。有些药物彼此之间存在相互反应，如果同时服用可能会削弱治疗效果，甚至于导致比较严重的并发症。因此移植后药物治疗切不可掉以轻心，自己随意安排，而是应该严格遵守专业移植医生的建议，定时、定量地服用各种药物。

有些免疫抑制剂有副作用，可以不用吗？

目前临床使用的各种免疫抑制剂，有各自的长处，也有其各自的副作用。如果为了回避可能的副作用而刻意回避某些药物，会导致移植后药物治疗强度不达标，影响移植肾的存活。

预防、控制术后免疫抑制剂副作用一直是移植医学的重点之一。移植医生会根据患者的既往病史、移植肾恢复情况等多个方面综合分析，为每一个患者选择最合适，药物毒副作用最小的治疗方案。同时，临床上可以通过药物联合使用降低每一种免疫抑制剂的治疗强度，从而将每一种药物可能的药物副作用风险控制在最低水平。

以前治疗糖尿病、高血压等慢性病的药物，在移植后还要继续服用吗？

移植前很多慢性疾病，尤其是高血压和糖尿病，不一定会随着肾功能的改善而完全缓解。尤其是术后早期，血压和血糖还有可能会剧烈波动。术后隔离治疗期间，移植医生需要根据患者病情变化，予以降压、降糖等治疗，并根据患者病情变化，必要时予以调整。

为何糖尿病患者肾移植术后血糖波动更大？

移植后早期几天饮食尚未恢复正常，相应的胰岛素治疗较术前会有所调整，血糖也可能会有一定程度的波动。此外，移植后使用的大剂量糖皮质激素，可能会进一步刺激血糖升高。术后早期激素用量虽然比较大，但也会迅速减量。其对血糖的影响也因此减弱，从而使血糖逐渐回归平稳。

为什么肾功能正常了，血压却还很高？

接受肾移植的患者，绝大多数都有较长时间的慢性肾功能不全（尿毒症）病史。而尿毒症患者绝大多数都有心血管并发症，以继发性高血压为主要表现。继发性高血压有时候会导致循环系统不可逆的组织结构和功能异常，即使在移植后尿毒症完全治愈，也无法完全立刻恢复。

其次，移植后患者服用的某些免疫抑制剂，对循环系统也有影响，也会引起继发性的血压升高。

无论是在移植后早期患者，还是移植后长期存活患者中，高血压都是较为常见的并发症。移植患者需要密切观察自己的血压，坚持必要的降压药物治疗。

为什么我的尿量、血压和其他患者都不一样，会有问题吗？

每个患者的生理特点、基础疾病、接受的移植肾、移植后的药物治疗都不完全相同，所有这些都有可能影响术后患者的血压、尿量等生理指标。正如所有人都吃五谷杂粮，但有高矮胖瘦一样，每个患者在移植以后也都会有各自的恢复过程，和不一样的治疗反应。和其他患者不同，甚至和很多人都不一样，不代表着某个患者一定会有什么异常，或者并发症。患者在密切观察自己病情的同时，最好和专业的移植医护人员保持沟通，及时准确地了解自己的病情，树立正确的健康观念。

为什么移植后头几天感觉燥热难耐？

虽然现代免疫抑制剂得到很大发展，但糖皮质激素还是肾移植术后不可缺少的抗排斥治疗之一。尤其是在术后早期，糖皮质激素的用量相对比较大。而大剂量激素会带来燥热、心率加快、精神亢奋等不同程度的副作用。很多体感异常的患者，体检或化验检查不一定伴有明显异常，而且随着术后一周内激素减量，这些副作用会有较明显的改善。但如果患者有持续出现、或者逐渐加重的不适，就需要进一步详细深入的检查和必要的治疗。

术后为何要留置导尿管？

肾移植手术将移植肾输尿管吻合在受者膀胱或者输尿管上。这个人工构建的吻合口需要一定的时间完全愈合。术后不恰当的排尿动作，或剧烈体位变动都有可能影响吻合口的恢复，甚至导致吻合口破裂、尿液外渗。手术中留置在患者身体内的导尿管、伤口引流管、输尿管内支架管等，都有各自重要的作用，患者一定要充分地配合医护人员的治疗，以确保移植肾的恢复。

术后早期，导尿管留置可能会对患者膀胱有不同程度的刺激，导致患者有频繁的尿意产生。部分患者因此而感到非常焦躁。此时如果患者频繁地做排尿动作，或者要求起床去卫生间，很有可能会造成移植肾输尿管吻合口产生并发症。多数患者在休息后可以适应留置导尿管引起的不适反应，反应较重或者既往有膀胱、前列腺基础疾病的患者可以考虑使用特定的药物治疗来缓解症状。

为什么移植后我的肌酐水平比别人高？

首先需要明确的是，医疗机构检测肾功能的各项指标（肌酐、尿素氮、尿酸等）是参照绝大多数健康人群建立的。换句话说，这些指标是衡量健康人双侧肾脏功能的。

而肾移植患者自体肾已经失功，接受了捐献者一侧肾脏，这只移植肾要负担原来双侧肾脏完成的生理需求。此外，移植肾还要经历捐献获取、低温保存、移植手术中复温和再灌注损伤、移植后药物副作用等等一系列影响，生理基础条件不如单侧的自体肾脏。

因此，某些患者术后肾功能可能无法恢复到正常人水平。但肾功能如果能维持在相对较低，或者接近正常人水平，对患者的日常生活也是足够的。

每一个移植患者的基本身体素质、既往病史、术前状态和供肾条件都不尽相同，术后恢复的速度和过程也会有各自的特点。患者之间不需，也不应事事都互相比较，而应该以积极乐观的心态，充分地休息，配合医护人员的工作，争取移植后最大限度的恢复。

为什么移植后早期不能大量饮水，而要求我们定时、定量饮水？

肾脏排泄体内多余水分需要一定时间。如果大量饮水，肾脏没能及时排泄，体内过多的水分就会对患者心血管系统造成额外的负担。慢性肾功能不全（尿毒症）患者多数都有不同程度心血管系统疾患，或伴心功能不全，短时间过大的心脏负担容易诱发心功能不全等并发症，对患者术后恢复和生命安全造成威胁。

为什么肾移植后要平卧一周？

移植肾通过外科技术植入患者体内。移植肾血管吻合口用人工缝线缝合，术后早期吻合口周围组织还比较脆弱，需要通过自身组织修复、愈合以强化血管吻合部位。此时如果患者过多、过于剧烈的体位变动，或者过多、过于剧烈地屈伸移植肾同侧下肢，都有可能造成吻合口周围血管内压力骤然升高，对缝线吻合处造成压迫，甚至导致吻合口破裂、出血、移植肾受损，严重时导致移植肾丢失。因此，肾移植术后早期需要患者严格卧床休息，在医护人员的指导下进行适当的体位变动和床上活动。

为什么肾移植术后不能吃补品？

移植手术后，移植肾会面临受者免疫系统的监视和攻击，患者需要使用免疫抑制剂将自身免疫功能维持在相对偏低水平。很多补品，尤其是人参、甲鱼等，会在食用后刺激、提高患者免疫功能，可能诱发移植肾功能损害，甚至导致移植肾功能丧失。因此，移植后患者不能服用任何形式的补品，如果确实需要使用中成药治疗，也需要在专业移植医生的指导下进行。

为什么移植后肾功能正常了，医生还要叮嘱患者保护好自己的腹透管和动静脉内瘘？

腹透管和动静脉内瘘都是可以反复使用的稳定透析通路。这些透析通路在移植术后仍有可能使用，应对急性排斥反应或者移植肾功能延迟恢复引起的尿量减少、水钠潴留。而一旦这些稳定的透析通路失去功能，就只能尝试建立临时性的透析通路，治疗效果受限。

现代免疫抑制剂已经可以将移植后排斥反应发生率控制在较低水平，但排斥反应的风险始终存在。术后早期可能出现急性排斥反应，有时伴有导致患者肾功能急剧恶化和尿量迅速减少。有些患者即使没有明确的排斥反应，也可能因为急性肾小管坏死等原因出现移植肾功能延迟恢复，尿量偏少。在这些情况下，就需要通过暂时性的间断透析治疗帮助患者清除体内过多水分和代谢废物，减轻心脏负担；或清除过多的炎症因子，减轻炎症反应。实际上，进行肾移植手术时，需要避免对动静脉瘘管的压迫，医护人员也常常需要检查瘘管血流是否正常。术后需要医患互相配合，患者需要进行前臂的功能锻炼，以维持动静脉瘘管的通畅。

当肾移植二三个月左右，移植肾功能恢复稳定，药物治疗方案相对稳定，可以考虑进行手术，结扎瘘管或手术拔除留置的腹膜透析管路。

肾移植术后并发症及其处理

为什么有的患者肾移植后会有多尿现象？

部分肾移植患者术后早期会出现多尿现象。移植肾都曾经历过低温保存和复温、缺血保存和血液再灌注过程，肾小管功能（水钠重吸收）也因此受到影响，尿量因此明显增多。另一方面，移植术前患者都有不同程度的水钠潴留和肌酐、尿素氮累积，在移植后加速排出体外，使部分患者出现多尿现象。

为什么肾移植后不能使用镇痛药物？

几乎每一个肾移植患者术后都会经历疼痛，多数疼痛是手术切口引起，随着患者术后恢复会逐渐缓解。少部分患者可能在短时间内出现移植肾局部肿胀甚至明显隆起，这些现象可能和某些并发症（如移植肾破裂出血、急性排斥反应）等有关，早期发现这些症状可以帮助医护人员及时采取必要的检查和治疗，挽救移植肾。而镇痛药物会掩盖这些症状，导致治疗延误，严重时可能引起移植肾不可逆的损伤或移植肾丢失。因此，肾移植后常规不使用镇痛药物。如极个别患者确有需要镇痛药物处理的疾病，也需要专业移植医生非常谨慎地选择使用药物。

为什么肾移植患者的伤口引流液颜色不一样？

通俗地讲，肾移植手术就像处理很多管道：血管和血管接在一起，输尿管和膀胱接在一起，淋巴管封闭起来。

通常外科手段处理这些管道系统都比较确切。但手术区域周围的组织深部有时候会有一些小的血管和淋巴管无法一一处理，导致术后少量的血液或者淋巴液渗漏。这些渗漏的体液，以及可能渗漏的尿液，会使引流液呈现红色、白色、黄色、透明等不同的性状。

术后切口内引流液（最常见的是鲜红色的血性引流液）是每个移植患者都会遇到的。有引流液不代表一定有严重的并发症。每个手术患者都会在术后留置引流管，把这些渗漏的液体充分的引流干净，避免进一步感染。移植医生会根据引流液的颜色，以及引流液的化验结果，判断引流液产生的原因，予以必要的治疗。

为什么移植后切口内、切口周围甚至手术一侧大腿局部都会疼？

移植术后早期每个患者都会有不同程度的术区疼痛。最常见的原因是分离身体内组织脏器，放置移植肾时所造成的局部组织损伤。这种损伤在移植后短期内会逐渐修复，相应的疼痛不适也会逐渐缓解。

另一种相对较轻的疼痛不适与移植肾本身有关。放置移植肾的髂窝正常情况下没有任何组织脏器，植入的移植肾会受到周围腹壁和周围脏器的挤压。这种挤压在患者体位变动，如从卧位坐起，坐下时会相对比较明显。这种不适会随着术后体质恢复，自身调适而逐渐缓解。

移植手术需要在患者身体上做一个弧形，或近弧形切口，以便将移植肾放置在体内较为理想的位置。手术中不可避免地会切断部分皮下神经纤维，导致神经纤维传导下方——如大腿内侧，或切口下方某些部位的感觉异常、麻木、疼痛等。虽然绝大多数患者的手术切口都可以较好地愈合，但切断的神经纤维无法完全再生，因此由之引起的疼痛不适可能会逐渐减轻，但在一段时间内持续存在。

肾移植术后早期有哪些常见并发症?

出血：出血是肾移植手术早期常见的并发症，患者可察觉到伤口渗血，移植肾区疼痛、肿胀。负压引流管内可见引流出大量鲜红血液。严重者患者可出现休克症状，血压下降，尿量减少。如有出血可能，开放补液通路，及时补足血容量、维持血压稳定，如有大出血可能，准备随时手术探查。

移植肾功能延迟恢复：由于供肾捐献前有经历过多次低血压过程、药物性中毒、热缺血损伤等可能，肾小管受到损伤，导致移植术后出现移植肾功能延迟恢复。需严格记录尿量、出入量，血液透析等护理。移植肾超声明确血流情况，排除急性排斥反应、肾前性及肾后性梗阻可能。维持血压、水电解质平衡，同时医护与患者之间进行良好沟通，度过这段时间。

尿漏：多发生在术后2周内，主要表现为移植肾区肿胀、压痛，移植肾无异常，肾周可见积液。手术切口渗液、引流量增多，类似尿液，可散发尿味。需加强换药，抗生素预防感染，保持导尿管通畅，充分引流。

感染：包括手术切口感染与尿路感染，手术切口感染可见切口愈合不良，切口积气、脓性渗液等。尿路感染可有尿频、尿急、尿痛等症状，需应用敏感抗生素，加强外阴护理。

移植手术切口很难愈合吗?

与普通外科手术患者相比，肾移植患者的切口愈合会有一定难度，但不是每个患者都会遇到切口愈合的问题。

慢性肾功能不全（尿毒症）患者有不同程度的贫血、营养不良和组织水肿，外科手术后切口愈合会受到影响。有些患者如果术前就有糖尿病，则组织修复、愈合能力会进一步减弱。相比其他外科手术，移植受者的术后恢复需要更多、更细致的护理和营养工作，而且随着外科技术的完善和术后早期护理、营养工作的加强，绝大多数患者切口愈合都会比较顺利。

什么是血管、输尿管吻合口狭窄？很严重吗？

移植肾的动脉、静脉和输尿管是用外科缝线缝合在患者自身的血管和膀胱（或输尿管）上的，缝合后患者自身组织愈合、修复，会逐渐加固这些吻合口，形成长期稳定的通道。

损伤修复后的组织，不同于自体发育的组织，其细微结构和物理特征都会有所不同，差异之一就是修复组织的质地较硬，弹性较差。如果我们自身的血管和输尿管像是内径均匀的橡胶软管，那么移植手术后吻合口周围的修复组织就像是内径不平滑的水泥门框。这些修复组织一方面会牢固保护吻合部位，但另一方面也可能会造成吻合口局部缩窄、局部血流或尿流通过受限，伴随移植肾缺血，或移植肾积水等表现。此外，不成熟的外科技术，和患者自身对手术缝线的较强异物反应，也会导致血管/输尿管吻合口的狭窄。

目前肾移植手术技术已比较成熟，手术用缝线也都是高分子复合材料制成。手术和器械原因导致的移植肾血管/输尿管吻合口狭窄已比较少见。但组织修复后瘢痕收缩导致的吻合口狭窄，虽发生率很低，仍无法完全杜绝。

血管/输尿管吻合口狭窄如果能在早期发现，可以通过微创血管治疗（DSA+血管内扩张，或支架置入）和微创输尿管镜治疗（输尿管镜下扩张，或输尿管支架管置入）进行处理。必要时可以考虑通过再次外科手术治疗。

为什么很多肾移植术后都尿色发红？

移植肾输尿管通过外科方式和患者自身的膀胱或者输尿管缝合。缝合丝线的间隙当中，可能会有部分细小毛细血管断端，从中渗漏出少量血液，导致患者尿色变红。极少量的红细胞漏出至尿液就会导致淡红色的血尿，更深颜色的血尿，或者合并有血块或其他不适的血尿就需要专业移植医生予以鉴别和处理。

因此，对于术后较浅颜色的血尿患者不必焦虑。具体每个患者血尿的病因和处理，还需要咨询专业的移植医生。

什么是淋巴漏？

肾脏很多细密的淋巴管道，引流来自肾脏及其周边组织的淋巴液。淋巴管像藤蔓一样，盘旋包绕在肾血管周围，细小的淋巴管肉眼有时难以分辨。移植肾从供体内取出时淋巴管都会断裂，修整移植肾时会将这些断端结扎。如果淋巴管断端过细而且回缩至组织深处，修肾手术时可能无法处理；抑或有些细小淋巴管即使结扎处理，术后因为感染等原因再次断裂。在这些情况下，淋巴液可能从淋巴管断端中漏出，在移植肾周围积聚，形成移植肾周围淋巴漏。

淋巴漏发生率不高，可以通过营养支持、加强引流、局部药物治疗等方法予以处理。

为什么导尿管留置的时间不一样？

患者因为基础疾病和自身体质不同，术中情况不同，术后处理，包括导尿管留置的时间，也会有不同。

类似于血管吻合，移植肾输尿管通过人工方法与自身膀胱或输尿管吻合，也需要自身组织修复愈合，将这个吻合口强化。在局部组织完全修复、愈合之前，需要留置导尿管，帮助患者及时排空膀胱，减少对输尿管吻合口的压力和影响。

部分患者，尤其是透析后尿量很少，甚至是无尿的患者，术中常见膀胱容量明显减小，膀胱壁较厚、弹性差（通常所说的“小膀胱”）。这些患者，以及其他膀胱、输尿管有特别病情的患者，术后导尿管留置时间要更长一些，以确保移植肾输尿管吻合口的充分愈合。

肾移植术后排斥反应的防治

什么是排斥反应？

每个人都有一套自己独特的遗传信息标记（人类组织相容性抗原，MHC）。除了同卵双胞胎，世界上所有人的这种标记都是不同的。

除了同卵双胞胎，任何来自于他人的器官都带着和肾移植患者不同的遗传信息标记。这些标记会被患者自身的免疫系统识别，之后免疫系统会将移植器官当作入侵的敌人加以攻击。这种攻击，就是我们常说的排斥反应。

排斥反应多见吗？有什么影响？

因为多数移植器官都来自于没有血缘关系的供者，排斥反应的风险几乎每一个患者都要面对。随着现代免疫抑制剂的发展，排斥反应的预防和治疗手段都有很大进步，排斥反应的发生率较以前明显降低，治疗效果也有很大提高。但如果排斥反应没能及时地发现并予以治疗，仍然可能严重损伤移植肾。反复发生的，或者损伤严重的排斥反应，可能造成移植肾功能急性或者慢性丧失。

因此，排斥反应的预防和治疗，是肾移植术后整体治疗中最重要的一环。也是每一个肾移植患者需要终身重视和关注的问题。

排斥反应有哪些种类？有什么不同？

排斥反应按照发生的时间不同，通常分为超急性排斥反应、加速性排斥反应、急性排斥反应和慢性排斥反应。

超急性排斥反应通常发生在植肾术中间，在移植肾血流循环恢复后数分钟至数小时后出现，病情进展迅速，移植肾受损严重，治疗难度大。超急性排斥反应主要由于受者体内预存的供者特异性抗体所导致，是最为凶险，治疗难度最大的排斥反应，预后通常不佳。

加速性排斥反应常在术后2~5天出现。临床上发生时间略晚，但病情进展比较迅速，可能很快出现肾功能急剧恶化、尿量进行性减少等表现，有时候伴有血压升高、移植肾肿胀疼痛、体温升高等临床表现。加速性排斥反应如不能及时发现和处理，也会对移植肾造成不可逆的损害。治疗加速性排斥反应，有时候需要激素、抗体、血液透析等多种方法。

急性排斥反应是肾移植后最常见的排斥反应，可以出现在移植后任何时候，但在术后早期3个月内较为常见。急性排斥反应可以由患者体内淋巴细胞、供体特异性抗体、或两者共同参与。典型的排斥反应会有肾功能恶化、血压和体温升高等表现，但很多患者临床表现可能比较隐匿，以血肌酐、血尿素氮升高为主要表现。

慢性排斥反应常出现在术后3~6个月以后，以血肌酐缓慢升高、蛋白尿、高血压为主要表现。慢性排斥反应除了临床表现进展缓慢，移植肾组织也以慢性病变为主。慢性排斥反应的致病因素复杂，细胞因素和抗体因素都有可能参与。很多移植肾慢性病变会有和慢性排斥反应类似的临床表现，因此准确的鉴别诊断是治疗的重要前提。慢性排斥反应的治疗相对比较复杂，如果已经出现不可逆的慢性化改变，则预后不佳。

排斥反应该如何预防？

只要移植肾还在体内存活一天，患者免疫系统对它的监视和攻击就会持续一天。移植后服用的免疫抑制剂，就像是横亘在在移植肾和自身免疫系统之间的隔离墙，保护移植肾不受患者自身免疫系统的损害。

对于患者而言，如果想保护移植肾，就要保证这个“隔离墙”的安全。具体而言就是：

第一，要严格按照医嘱服用移植后免疫抑制剂。

每个患者都要在出院前牢记自己免疫抑制剂的治疗方案，并在出院后坚持服药。同时，按照医生的医嘱，定期来院检查，根据病情变化调整治疗。

切忌觉得自己“久病成医”，不和医生沟通就自行调整免疫抑制剂。这样即使短期内没有明显的不适，也会诱发急性或者慢性的排斥反应，以致于移植肾功能受损，甚至于移植肾丢失。

第二，避免不恰当饮食和药物对免疫系统的影响。

忌食补品，忌食任何可能增强免疫系统功能的食物，如人参、甲鱼等。同时，避免使用各种增强免疫功能的药物，如胸腺肽等。此外，肾移植患者在使用人工疫苗前，也需要和自己的移植随访医生联系。

第三，定期门诊复诊和化验检查。

人体免疫系统处在动态调节之中，对移植肾的监视和攻击的强度也在不断变化；免疫抑制剂的吸收作用，随着患者生理功能的改变也会有所调整。“攻击”和“保护”双方都可能变化的前提下，需要患者定期门诊复诊，检查自己的移植肾功能、药物治疗的强度、治疗过程中出现的副作用。根据这些检查结果，在移植医生的指导下，对免疫抑制剂进行必要的调整，或者补充其他辅助药物治疗。

第四，避免腹泻，如果出现腹泻要及时治疗。

腹泻会导致口服免疫抑制剂肠道吸收减少，患者虽服药剂量正常，但能进入身体发挥作用的药物剂量却大量减少，从而导致急性排斥发生。

急性排斥反应有什么表现？

肾功能血肌酐短时间内进行性升高是急性排斥反应最显著的临床表现。

有的患者还会出现尿量减少、体重增加，伴有移植肾肿胀、疼痛，以及血压或者体温升高。部分患者还会有食欲减退、乏力、四肢关节酸痛、头痛、腹胀、心率加快及烦躁等不同临床表现。查体有时可见移植肾区肿大，肾脏质地变硬，肾界线不清，压之有触痛。

急性排斥反应比慢性排斥反应更危险吗？

急性或者慢性排斥反应是指排斥反应的临床表现和病理特征。单纯“急性”或者“慢性”并不足以说明排斥反应的严重程度和治疗难度，移植医生需要结合临床、化验，尤其是病理检查结果确定排斥反应的类型、治疗方法。治疗难度大的排斥反应有可能是急性，也可能是慢性。

排斥反应该如何治疗？为什么有的排斥反应患者还要透析？

排斥反应治疗最关键的是控制过于强烈的免疫攻击。通常会使用较为容易准备的大剂量糖皮质激素治疗，具体剂量根据患者病情决定。

对于临床表现进展迅速、激素治疗反应不佳、或者病理提示为特定类型的排斥反应，会使用人工合成的生物制剂（单克隆或者多克隆抗体）治疗。

某些患者发生排斥反应期间，随着移植肾功能损害，会有尿量明显减少、水电解质平衡紊乱等其他反应，此时需要利用透析（常规透析或者持续性肾脏替代治疗）辅助治疗。

急性排斥反应及其后续治疗往往伴有饮食不佳，能量储备大量消耗；而额外追加的强力免疫抑制剂会带来感染风险的升高。因此，在治疗急性排斥反应的同时，需要根据患者病情，予以必要的营养支持和感染预防措施。

排斥反应与“细胞”和“抗体”有关吗？把他们拿掉是不是就没有排斥反应了？

人体内的部分免疫细胞（“细胞”）和免疫球蛋白（“抗体”）是排斥反应的主要参与者，很多免疫抑制剂也是针对这些细胞和抗体的功能而设计。

这些细胞和抗体像是人体健康的“哨兵”，他们不但会攻击移植肾，也会攻击侵入人体的病毒和细菌，预防感染。因此，这些“哨兵”不能被过度抑制或完全消灭，否则患者会发生严重的感染，甚至危及生命。

肾移植后免疫抑制治疗的目的在于，减弱这些“哨兵”的功能，使他们无法攻击移植肾，但又让他们可以继续监视和消灭感染病原体。免疫抑制治疗并不是越强越好，而是需要根据每一个患者的病情和身体条件，量体裁衣，制定最适宜的治疗方案。免疫系统的功能，也不是抑制的越低越好，而是要控制在稳定的偏低水平，在保护移植肾和维持患者自身防御机能之间寻求平衡。

怀疑有排斥反应，一定要做移植肾穿刺检查吗？

排斥反应是一类疾病的统称，根据病情进展速度分为急性、超急性、慢性等；根据发病机制分为细胞介导为主，或抗体介导为主。不同种类的排斥反应，治疗方法各异，而移植肾穿刺活检，是目前诊断排斥反应最确切的方法。

此外，很多移植肾并发症，如药物毒性反应、急性肾小管坏死、新发和复发的移植肾肾病等等，会有和排斥反应类似的临床表现。这时，就需要移植肾穿刺活检做出鉴别。在排斥反应，和许多其他移植肾术后并发症的治疗中，移植肾穿刺活检具有很大的临床价值。

术后如何避免发生慢性排斥反应？

患者术后肾功能恢复良好，用药长期稳定后，患者往往可以获得良好的生活质量。我们就会追求更长时间的稳定肾功能，这时候需要避免慢性排斥反应的发生。我们需要注意以下几点：

严格免疫抑制药物服用：我们不能轻视免疫药物，不能认为偶尔忘记服用一两颗药没有什么问题。有些病友认为自己肾功能一直维持良好，加上对免疫药物副作用的恐惧，自己偷偷的减药，发现肾功能没有太大变化，洋洋自得。这样的想法是很可怕的，慢性排斥反应的发生是一个长期的过程，不易察觉，但是不可逆的损伤会让病友追悔莫及。

避免感染：细菌、病毒感染均可造成慢性排斥反应，平时需做好自身防护，避免过度劳累。发生呼吸道、泌尿道感染后及时治疗。

避免肾毒性药物：如身体其他系统发生疾病，需要服用药物，与医师做好沟通。避免服用具有肾脏毒性的药物，慎用副作用不明的中药。

良好的生活习惯：规律饮食、作息，充足的睡眠时间，避免肾脏的压迫。

病情记录：通过对自身血压、尿量、体温及随访血、尿常规、肝肾功能的记录，移植肾区的自我知觉，了解自身情况，可以通过细微的变化及时发现病情的变化。

肾移植术后感染的预防和治疗

肾移植术后为什么易发生感染？

肾移植术后感染取决于两方面因素：

（1）外源性病原体接触或内源性病原体激活：①供者来源：尽管移植中心对供者进行常规的病原学筛查以排除潜在感染的可能，但供者来源的感染风险仍然难以避免，尤其对于在ICU（重症监护病房）接受过治疗的供者，携带多重耐药菌的风险增加，这些病原菌可通过血液定植在受者特定部位，导致持续发热甚至脓毒血症；②社区获得性：可以为呼吸道病毒、细菌和真菌；③医院获得性：在医院住院期间感染的病原菌，常见的有革兰阴性杆菌（大肠杆菌、肺炎克雷伯杆菌、鲍曼不动杆菌、铜绿假单胞菌等）、革兰阳性球菌［耐万古霉素的肠球菌（VRE）和耐甲氧西林的金黄色葡萄球菌（MRSA）等］、真菌（念珠菌、非白色念珠菌、曲霉菌等）；④潜伏病原体的再复制：患者呼吸、消化、泌尿等系统内潜伏的细菌、病毒、真菌或结核菌在免疫力低下时活动致病。

（2）受体免疫水平低下：①免疫抑制剂的作用；②潜在的基础疾病：如糖尿病、粒细胞减少等；③各种导管：如导尿管、中心静脉置管等使局部免疫力下降；④可能影响免疫功能：如低丙球蛋白血症、营养不良等；⑤伴发影响机体免疫水平的病毒感染：如CMV（巨细胞病毒）、EBV（EB病毒）、HBV（乙肝病毒）、HCV（丙肝病毒）、HHV（人类疱疹病毒）等。

肾移植术后的感染有哪些？

肾移植术后的感染根据病原体类型分为细菌感染、病毒感染、真菌感染和原虫感染；根据感染发生的时间，可分为移植后围手术期（1个月以内）、早期（1~6个月）和后期（6个月以后）；也可以根据感染的部位分为呼吸系统感染、泌尿系统感染、消化系统感染和神经系统感染等。

肾移植术后感染的病原学诊断非常困难，根据移植后不同时期感染的高危病原谱，通常把移植后时期分为围手术期（1个月内）、术后早期（1~6月）和后期（6个月后）三个阶段。

围手术期的感染通常与手术相关，主要包括直接从供者获得的感染、受者体内潜伏的感染和医院获得性感染。吸入性肺炎、手术部位感染、导管相关的脓毒血症、尿路感染是围手术期最常见的感染。

移植后1~6个月是机会性感染最容易发生的时期，也是预防抗感染治疗的关键时期。因为此阶段的感染常为混合感染，一旦发生，进展迅速，不及时处理可能出现严重后果。建议术后6个月内常规使用更昔洛韦预防CMV、复方磺胺甲噁唑（SMZco）预防卡氏肺孢子虫感染。平时注意天气变化、及时加减衣物、少到公共场所活动，有感染症状或体征及早到医院就诊。

移植6个月以后，有两种情况：一种是患者移植肾功能稳定、长期维持常规剂量的免疫抑制剂，这类患者主要有社区获得性感染的风险，也可能是预防抗感染结束后迟发性病毒感染；另一种是治疗排斥反应等需要增加免疫抑制剂，或有免疫调节病毒的慢性感染导致移植肾功能不全。这类患者往往需要接受更大剂量的免疫抑制剂，从而使各种机会性感染的风险增加，因此，建议这类人群应延长预防感染的疗程，并密切随访有无早期感染、及时治疗。

如何防治肾移植术后细菌感染？

肾移植术后早期，以细菌感染为主。感染的常见部位是肺部、尿路和切口。感染的常见病原菌为克雷伯菌、大肠埃希菌、铜绿假单胞菌和金黄色葡萄球菌，也有李斯特菌和嗜肺军团菌，常合并混合感染，以肺部感染死亡率最高。

病原菌对目前临床常用的抗生素有较高的耐药性，特别是第三代头孢菌素和喹诺酮类抗生素。革兰阴性杆菌对头孢哌酮/舒巴坦、亚胺培南/西司他丁仍保持较高的敏感性，革兰阳性菌对万古霉素的敏感性较高，致病菌对青霉素和氨苄西林的敏感性在10%以下。

细菌感染的诊断：①由于大剂量皮质激素和免疫抑制药物的应用，细菌感染的临床征象常被掩盖，原发病灶不易被早期发现。②发热是主要症状。③对无其他定位症状的发热患者，除行一般检查外，应进行痰、咽拭子、尿等细菌、真菌学监测，并常规行相应的影像学检查。

预防和治疗：①供受者全面检查，去除潜在感染因素和感染灶，移植前进行细菌学监测；②预防使用抗生素能有效预防术后感染的发生，但必须注意抗生素的抗菌谱、剂量和疗程，一般主张针对常见菌种采取窄谱、小剂量、短疗程的原则；③根据细菌培养和药敏试验结果选择适当的抗生素，未确定病原前根据感染部位、易感菌种经验选择抗生素治疗；④合理调整免疫抑制疗法。

同时，肾移植患者术后在日常生活中要注意以下方面：

保持房间清洁、通风换气，室内定期消毒杀菌，房间尽量避免来客集聚。术后6个月内为感染高发期，尽量避免出入公共场所等人员密集的地方。出行时带好口罩、帽子，做好防寒保暖工作。规律作息，适当活动，劳逸结合。天气、气温变动及时添减衣物，避免感冒。饭前、便后洗手，养成洗手、漱口等习惯。注意饮食清洁，不吃未熟、变质食物，碗筷专用并做好消毒。勤换衣物，保持个人卫生如口腔、头发、外阴卫生。如有外伤，及时到医院处理。避免接触、饲养家禽、宠物。

如何预防供体来源的细菌感染?

由于供体器官获取前，供体住院时间延长、使用抗生素，尤其是广谱抗生素、存在导管等介入性医疗器械等多种因素，导致供体来源的细菌感染、尤其是多重耐药细菌感染的危险增加。所以获取器官前，应全面筛查确保移植器官未受累及。①积极血培养，排除菌血症；②若供者处于活动感染期，受者应接受至少2周的抗感染治疗，若病原体致病力低危，可缩短疗程；③供者存在致病性菌血症，受者术后抗生素治疗需维持2周左右；④尸体供者存在局部感染，未累及移植器官，则不需要对受者进行抗菌治疗，但脑膜炎除外，因其经常引起隐匿性菌血症。

如何处理肾移植术后肺部感染?

肺部感染是肾移植术后最常见的感染，也是肾移植受者最主要的死亡原因之一。它起病急、进展快、早期即可出现低氧血症，如进展至ARDS（急性呼吸窘迫综合征），死亡率可高达50%以上。

细菌感染是引起肾移植术后肺部感染的主要致病菌。①病原菌主要是革兰阴性杆菌，依次为：肺炎克雷伯菌、流感嗜血杆菌、大肠埃希菌、铜绿假单胞菌等。革兰阳性球菌在肾移植肺部感染中呈增多趋势。②诊断：主要根据发热、咳嗽、咳痰、呼吸困难等表现、肺部呼吸音异常、胸部X线（最好CT扫描）渗出表现及痰培养等综合诊断。③治疗：在有效抗排斥基础上减少免疫抑制剂用量；敏感且肾毒性小的抗生素、足剂量、满疗程抗细菌治疗直到症状、X线改变消失、细菌培养阴性后5~7天停药；全身支持、纠正水电解质紊乱和低蛋白血症及对症处理。

病毒感染是肾移植患者常见的感染并发症之一，以CMV（巨细胞病毒）肺炎最为多见，诊治详见下述。

真菌感染可侵犯多种组织器官，具有临床意义的是深部真菌病，其中以肺部感染率最高，诊治详见下述。

肾移植术后结核感染风险比一般人群高50倍，可导致危及生命的播散性结核病。临床表现不典型，发热为突出表现。诊断主要根据临床表现和胸部X线。治疗要求早期、联合、适量和足疗程应用抗结核药物，对诊断困难者可进行诊断性抗结核治疗。肾移植受者使用与当地普通人群相同的结核预防和治疗方案；推荐应用喹诺酮类药物、利福喷丁代替利福平，以减少与CNI（钙调磷酸酶抑制剂，如他克莫司、环孢素）和mTORi（mTOR受体抑制剂，如雷帕霉素）的相互作用；适当应用免疫增强剂和中药，并全身对症支持治疗。

如何处理肾移植术后CMV（巨细胞病毒）感染？

CMV感染是指血、尿或活检组织中分离出CMV，出现CMV-PP65抗原血症，移植前CMV阴性者术后阳性、CMV-IgM阳性者移植后抗体滴度升高4倍或血CMV-DNA阳性。仅血清CMV-IgG阳性，称静止性CMV感染；CMV-IgM阳性和（或）CMV抗原阳性时称活动性CMV感染。CMV侵入肝、肺、胃肠道组织并引起相应临床症状时，称为CMV病。

CMV感染是肾移植受者感染死亡的重要原因之一，主要发生在移植后早期。免疫诱导治疗或抗排斥反应治疗时应用多克隆抗体或单克隆抗体均增加感染风险，粒细胞减少、合并HHV-6、HHV-7感染也可增加感染风险。

CMV病通常表现为发热、乏力、白细胞降低、转氨酶升高等，可引起肺、食道、结肠、肝、视网膜等多脏器炎症和移植肾功能不全。肺部感染是CMV感染最严重的并发症。表现为发热、进行性呼吸困难和低氧血症，早期或轻型CMV肺炎影像学仅表现为肺纹理增粗或散在的肺间质浸润，随着病情进展，CT扫描可见双肺弥漫性磨玻璃样变，严重者可出现“白肺”。

CMV预防和治疗：注意个人卫生，加强锻炼，注意个人防护；在有效预防排斥反应的基础上减少免疫抑制剂量；肾移植受者（供者和受者同时CMV血清学阴性者除外）在移植术后至少3个月内以及接受T细胞消减性抗体治疗后6周内，接受CMV感染的药物预防，包括口服更昔洛韦或缬更昔洛韦。对于严重CMV病（包括大部分组织侵袭性CMV病）的受者，推荐静脉使用更昔洛韦。对于不太严重的CMV病的成年肾移植受者（例如仅有轻微临床症状者），推荐静脉使用更昔洛韦或口服缬更昔洛韦。

如何处理肾移植术后BK病毒（BKV）感染？

BKV首次感染可潜伏在肾小管上皮细胞及尿路上皮细胞内，在宿主免疫力下降时可大量复制。BKV感染常发生在移植后第1年。早期表现缺乏特异性，随着疾病的进展，可表现为病毒尿症、病毒血症、血肌酐持续升高。BKV对尿路上皮细胞的侵犯可引起局部溃疡、狭窄，导致输尿管狭窄和移植肾积水。

实验室检查包括尿decoy细胞（即含有病毒包涵体的肾小管上皮细胞）筛查、血清BKV-DNA、尿BKV-DNA检测、SV40相关性T抗原交叉反应性抗体对肾活检组织免疫组化染色以及电镜检查发现直径10~50nm、无包膜的电子致密物沉积。

确诊依赖于肾组织活检，小管上皮细胞和肾小球上皮细胞核内出现不同表型的嗜碱性BK病毒包涵体。

对于所有肾移植受者，建议至少按以下频率筛查BK病毒：移植后前3~6个月内每月1次，第6~12个月每3个月1次，出现不明原因血肌酐升高时，抗急性排斥反应治疗后，当血BKV-DNA持续高于10^7copies/L时，建议减少免疫抑制药的剂量。一旦检测到病毒血症（而非病毒尿症），就应停用抗代谢药物（麦考酚酯或硫唑嘌呤）。

关于治疗，目前尚无公认、规范的治疗手段，主要包括：①减轻免疫抑制强度，对于接受三联免疫抑制治疗维持方案［包括钙调磷酸酶抑制剂（环孢素或他克莫司）、抗代谢药物（硫唑嘌呤、吗替麦考酚酯或麦考酚钠）以及泼尼松］的患者，一种方法为完全停用抗代谢药物（通常为麦考酚酯），并降低钙调磷酸酶抑制剂的剂量。另一种方法为，将麦考酚酯的剂量降低50%，3个月后如果持续存在诱饵细胞，再将钙调磷酸酶抑制剂的剂量降低50%；②西多福韦抗BKV治疗，但其肾毒性限制了临床应用；③来氟米特代替MMF；④IVIG治疗：低丙种球蛋白血症患者，给予替代剂量（500mg/kg）的IVIG。

如何处理肾移植术后单纯疱疹病毒（HSV）感染？

HSV感染主要由激活的内源性潜伏感染引发，也可通过移植肾传播。HSV-1感染多发生在口腔、唇、眼、脑和腰部以上皮肤等部位。HSV-2感染多见于子宫颈、外生殖器和腰部以下皮肤等部位。

常见表现为：急性疱疹性龈口炎、皮肤疱疹、疱疹性角膜结膜炎、生殖器疱疹、疱疹性神经系统感染等。HSV感染主要发生在黏膜表面，偶尔播散至内脏器官，引起食管炎、肝炎和肺炎。

降低免疫抑制强度是预防HSV感染的主要措施。对于浅表感染，推荐使用口服抗病毒药（如阿昔洛韦、伐昔洛韦或泛昔洛韦）直至治愈。对于系统性感染（即有内脏感染），推荐减少免疫抑制药剂量、静脉使用阿昔洛韦至感染基本控制，然后改为口服抗病毒药直至14~21天。

如何处理肾移植术后水痘带状疱疹病毒（VZV）感染？

VZV在儿童初次感染引起水痘，恢复后病毒潜伏在体内，在成年后病毒再发引起带状疱疹。曾患过水痘的患者，少量病毒潜伏于脊髓后根神经节或颅神经的感觉神经节中。当劳累、炎热、寒冷、X射线照射等使机体免疫力低下时，潜伏在神经节内的病毒被激活，活化的病毒经感觉神经纤维轴突下行至所支配的皮肤区，增殖后引起带状疱疹。初期局部皮肤有异常感，搔痒、疼痛，进而出现红疹、疱疹，串连成带状，以躯干和面额部为多见，呈单侧分布，病程3周左右，少数可达数月之久。

对于移植后水痘带状疱疹病毒感染者，推荐使用静脉或口服阿昔洛韦或伐昔洛韦治疗，同时暂时减少免疫抑制药物的剂量，药物治疗至少持续至所有皮损结痂。可以配合外用药物，如炉甘石洗剂、阿昔洛韦霜、喷昔洛韦霜等均可使用。后遗神经痛患者可配合中药、针灸、光疗等方法。

如何处理肾移植术后EBV感染？

EB病毒（Epstein–Barr virus，EBV）是一种嗜B淋巴细胞性人类疱疹病毒。EBV是传染性单核细胞增多症（infectious mononucleosis，IM）的主要病原体，与B细胞淋巴瘤、T细胞淋巴瘤、霍奇金淋巴瘤和鼻咽癌的发生有关。与其他疱疹病毒相比，疾病再激活不是EBV的突出问题，但与移植受者的淋巴细胞增生性疾病（posttransplant lymphoproliferative disease，PTLD）有关。PTLD的发生率与免疫抑制的程度和类型相关。

90%~95%的成年人为EBV血清阳性。EBV感染的潜伏期为4~7周，前驱症状包括头疼、乏力等，80%的患者可能出现临床三联征：咽炎，发热和淋巴结病。感染可涉及到全身各个器官，一般有发热、食欲减退、恶心、呕吐、腹泻、全身淋巴结肿大、肝脾肿大、皮疹等。有的还可出现神经系统症状，一般需2~4周的恢复期。

EBV感染目前尚无特效治疗，疾病大多能自愈，只需支持性治疗，提供充足的液体及营养，充分休息。抗病毒药物可以抑制EBV复制，但没有显著临床意义。激素仅在有贫血、血小板减少等情况下应用。对乙酰氨基酚或非甾体类抗炎药可用于治疗发热、咽部不适和全身不适。而EBV疫苗仅对特定人群有益。

如何处理肾移植后微小病毒B19感染？

在肾移植受者中，微小病毒B19感染的患者23%以上会出现严重贫血，大部分感染发生在移植后3个月内。患者感染后可能出现发热、关节痛、暂时性再障危象等，症状可在几天至几周缓解。骨髓检查发现典型的原红细胞，PCR检测血中微小病毒B19的DNA可确诊。

微小病毒B19可能通过密切接触传播，所以预防B19感染最有效的方法是强调感染控制措施和良好的卫生习惯可以切断传播途径，比如手卫生、不与他人分享食物和饮品等。暂时性再障危象患者7天内应防止飞沫传播，慢性微小病毒B19感染的免疫缺陷患者住院期间都应防止飞沫传播。B19病毒也可通过血液传播，但因病毒较小且没有包膜，不易从血中清除，故不易预防血液传播。

治疗上主要对症处理，没有特异性抗病毒药物。症状轻者不需特别处理，明显关节痛者可用非甾体消炎药对症处理，暂时性再障危象者，需输少浆血、吸氧、大剂量静脉使用丙种球蛋白（400mg/（kg·d），5~10天）治疗，并同时尽可能减少免疫抑制剂剂量。

如何防治肾移植术后乙肝病毒（HBV）感染？

HBsAg阳性对肾移植受者的远期存活有影响。术后服用免疫抑制剂后，乙肝病毒可能复制、活动，导致肝硬化、肝功能衰竭和死亡。术前应了解肝功能、HBV-DNA和肝脏彩超弹性成像，必要时肝活检了解肝组织病变程度。

感染HBV的肾移植受者，可以继续免疫诱导及维持免疫抑制方案的剂量，避免使用干扰素。所有HBsAg阳性的肾移植受者应接受替诺福韦、恩替卡韦或拉米夫定的预防性治疗。为了尽可能降低潜在耐药风险，优先选用替诺福韦或恩替卡韦，如果因经济因素可使用拉米夫定。在抗病毒治疗期间，每3个月检测HBV-DNA以及ALT（谷丙转氨酶）水平，监测药物的有效性以及是否存在耐药性。拉米夫定耐药性（HBV-DNA反弹>10^5拷贝/ml时）的肾移植受者，可使用替诺福韦或恩替卡韦。HBsAg阳性的肾移植受者，应每年检查肝脏超声和甲胎蛋白，筛查是否存在肝硬化或肝细胞肝癌。HBsAg阴性并且HBsAb滴度<10mIU/ml的肾移植受者，最好接受强化疫苗接种，使HBsAb滴度≥100mIU/ml。

肾移植后如何防治丙肝？

丙肝病毒（HCV）的感染与输血史、血液透析以及器官移植有关。移植前对HCV患者进行有效的抗病毒治疗能使患者在移植后获益。WHO发布丙肝治疗指南（2016更新版）建议：推荐直接抗病毒药物（Direct-acting Antiviral Agents，DAAs）治疗方案用于治疗丙型肝炎病毒感染患者，而不再推荐聚乙二醇干扰素联合利巴韦林方案。SVR（持续病毒学应答）者有97%~100%的机会达到HCV-RNA长期随访阴性，因此SVR可被认为是HCV感染治愈的预测标志。

PR（聚乙二醇长效干扰素（PegIFN α）+利巴韦林（RBV））方案是国内唯一上市的治疗方案，但该方案SVR率较低且副作用大，在DAA可及的情况下已非首选治疗方案，尤其对于PR经治失败的患者。

直接抗病毒药物（Direct-acting Antiviral Agents，DAAs）：如索菲布韦/达卡他韦，目前所有口服抗丙肝病毒药物在中国都还没有被批准上市。治疗疗程一般根据有无肝硬化治疗12周或24周。

总体而言，对初治无肝硬化患者，上述适用的治疗方式足疗程治疗后SVR率>90%，肝硬化及经治患者SVR率会降低，但足疗程治疗后通常>80%。

肾移植术后侵袭性真菌感染及其诊治的特点是什么？

侵袭性真菌感染（IFI）是指真菌侵入人体，在组织、器官或血液中生长、繁殖，并导致组织损伤及炎症反应的疾病。IFI的主要致病菌为念珠菌和曲霉菌，占IFI总数的80%以上。危险因素有免疫抑制状态、受者合并糖尿病、营养不良、多器官功能衰竭、供肾污染、ICU住院时间长、周边环境接触、大剂量激素冲击和（或）使用抗淋巴细胞抗体等。

IFI的诊断需结合宿主因素、临床特征、微生物检查和组织病理学进行分级诊断，分确诊、临床诊断和拟诊。

对于肾移植术后1~3个月及接受抗淋巴细胞抗体治疗后1个月的受者，建议口服克霉唑锭剂、制霉菌素或氟康唑（50~100mg/d）预防口腔、食道念珠菌感染。

IFI的治疗分确诊治疗、临床诊断治疗（又称抢先治疗）和拟诊治疗（又称经验治疗），由于移植受者IFI病情进展迅速、临床表现滞后，应重视抢先治疗和经验治疗。

（1）经验治疗：有必要对拟诊IFI的高危患者进行经验治疗，因为真菌感染在高危患者中发病率高，很难鉴别是定植还是侵袭性感染，移植受者的IFI诊断十分困难，延迟治疗可能增加死亡率。起始经验治疗应广谱，首选卡泊芬净、米卡芬净或伊曲康唑、伏立康唑、泊沙康唑。侵袭性肺曲霉病首选伏立康唑。

（2）抢先治疗：指针对高危患者连续监测，发现阳性结果立即开始抗真菌治疗。既避免延误诊断和治疗，又避免过度用药。根据阳性结果选用敏感药物治疗。

（3）确诊治疗：是针对明确的真菌进行治疗。

如何防治肾移植术后卡氏肺孢子菌（PC）感染？

PC是一种严重威胁移植受者的病原微生物，寄生于人和其他哺乳动物的肺组织内，可引起卡氏肺孢子菌肺炎（PCP）。当宿主免疫力低下时，潜伏状态的PC大量繁殖，并在肺组织内扩散导致间质性浆细胞肺炎，特征性病理改变是肺泡间隔的细胞浸润。

临床表现为发热、干咳、呼吸困难三联征。早期肺部间质渗出明显，而肺部听诊啰音少，体征与患者呼吸困难不对称是PCP的临床特征。CT扫描见双肺不同程度弥漫性肺间质或肺泡渗出病变，早期呈磨玻璃样，后期呈密度增高的实变影，伴随其他感染可出现密度不均、散在致密影。

实验室检查：支气管肺泡灌洗和经支气管镜活检染色是诊断PCP的金标准，一旦发现PC即可确诊。

预防和治疗：所有受者移植术后至少3~6个月内每天服用复方新诺明，以预防PCP。所有肾移植受者，在急性排斥期间和接受相应治疗后至少6周内每天服用复方新诺明，以预防PCP。经支气管肺泡灌洗或肺活检证实患有PCP的肾移植受者，推荐静脉给予大剂量的复方新诺明、糖皮质激素的治疗，同时减小免疫抑制药物的剂量。患有中度或重度PCP（PaO_2 <70 mmHg或肺泡—动脉氧分压差>35 mm Hg）的肾移植受者，推荐使用糖皮质激素治疗。作用在于缓解缺氧，减轻肺纤维化，降低复方新诺明的不良反应。激素用法：第1~5天，40mg，每日2次；第6~10天，40mg，每日1次；第11~21天，20mg，每日1次。

如何防治肾移植术后尿路感染？

肾移植术后尿路感染的发生率很高，可发生在移植后任一阶段，最常见移植后3~6个月，女性高于男性。

移植后尿路感染受多种因素影响，免疫抑制剂尤其是抗代谢类药和抗胸腺细胞球蛋白的治疗、导尿管、输尿管支架等的留置、糖尿病、移植后期（>6个月）血清肌酐>2mg/dl（176.8μmol/L）、泼尼松剂量>20mg/d、针对排斥反应及慢性病毒感染（如巨细胞病毒感染）的治疗等都会增加尿路感染的发生。

肾移植受者中，超过70%的尿路感染是由革兰阴性菌引起，大肠杆菌最常见。念珠菌是最常见真菌。随着抗生素在移植受者的预防和治疗中广泛使用，耐药的尿路病原菌不断增加，如耐磺胺类病原体、耐氟喹诺酮铜绿假单胞菌、产超广谱β内酰胺酶微生物等。

治疗方面：①移植后早期应对无症状菌尿监测和5~7天的治疗。有症状尿路感染患者，需移除或更换导尿管、尿道支架等，经验性治疗可选用口服氟喹诺酮、阿莫西林克拉维酸或第三代头孢菌素。有严重疾病或恶心呕吐者，需静脉使用β内酰胺类或氟喹诺酮。同时考虑当地的流行病学数据及患者耐药菌感染史，应选择最佳药物彻底治疗。有药敏数据后，应选用最窄谱的抗生素治疗，轻度感染者治疗5~7天，如移植术后早期，则7~10天，肾盂肾炎者需14~21天。②有症状性真菌尿，如真菌对氟康唑敏感，可口服氟康唑200~400mg/天，连续服用14天。两性霉素B有较强的肾毒性，需谨慎使用。两性霉素脂质成分在尿中浓度极低，不应用于治疗尿感。伏立康唑和棘白菌素在泌尿系统聚集浓度较低，但可渗透入肾脏组织，可能对移植后肾盂肾炎有疗效。③有症状的复杂性尿路感染者，需确认是否有泌尿系结构和功能异常。患者应注意用水冲洗阴部、经常排空膀胱、女性在性交后排空膀胱、用卫生纸从前至后擦拭等基本预防措施。可能需要抗生素治疗4~6周，长期预防时，应周期性停药。

预防：术前治疗尿路感染、纠正尿路结构异常；移植后早期考虑供者来源的感染、器官保存液培养；术后常规围手术期抗生素的预防应用、避免长时留置导尿管和支架、抗生素预防卡氏肺孢子虫等，可有效预防移植后无症状菌尿和尿路感染。

如何防治肾移植术后急性胃肠炎？

肾移植后急性胃肠炎主要由细菌或病毒引起。急性胃肠炎诊断可根据不洁饮食史、大便常规及血常规、生化检验等可明确。

肾移植后急性胃肠炎不能首先止泻。因为腹泻可将导致感染的细菌病毒排出体外，止泻治疗可能会增加急性胃肠炎的严重程度和病程，不利恢复。腹泻少于每天3次，属于“轻型腹泻”，通过清淡饮食、休息、口服适量抗生素，如庆大霉素、头孢或喹诺酮类（左氧氟沙星等），2~3天可自行恢复。病程超过3天或出现发热、严重吐泻等症状，需到医院就诊，检查血常规、肝肾功能、电解质及血药浓度，给予补充水分、电解质、抗菌等综合治疗，必要时调整免疫抑制剂。经过充分抗感染治疗，腹泻仍无好转，可适当止泻，一般选用思密达等，严重的可用复方苯乙哌啶。慎用黄连素，因为可能引起免疫抑制剂浓度升高。

预防：食物要新鲜、安全，任何不洁食品都可能带来危害。外卖熟食应加热后再吃；绝对不食用腐败变质的食品，不吃剩饭剩菜；烹调食物要切成小块，烧熟煮透，避免外熟里生，尤其在炎热的夏季更应注意。碗筷等要定期用开水煮沸消毒。

如何防治肾移植术后中枢神经系统感染？

肾移植后可能出现中枢神经系统感染，病原菌主要有隐球菌、曲霉菌、李斯特菌和结核菌等，其中隐球菌最常见。主要表现为脑炎、脑膜炎、脑脓肿症状，有进行性头痛、精神错乱、兴奋、运动异常、抽搐等症状。诊断需腰穿、脑脊液、头颅CT或MRI检查。诊断明确后可针对病原体全身抗感染治疗及改善脑水肿等对症治疗。预防应避免与鸽子等禽类接触，有发热、中枢神经系统症状应及早到神经内科诊治、脑脊液乳胶凝集试验等检测排除隐球菌等感染。

怎样通过免疫接种预防肾移植术后感染？

（1）移植前接种减毒活疫苗，如麻疹–流行性腮腺炎–风疹（MMR）和水痘疫苗，应在移植前4~6周接种，以减少移植后可能出现疫苗接种导致的感染。移植受者家属也应行免疫接种以保护患者。

（2）免疫功能受损的移植前患者和移植后患者应避免活疫苗和其他减毒活疫苗，如卡介苗、口服脊髓灰质炎疫苗、鼻内的流感疫苗。

（3）移植受者可安全接种灭活的疫苗，如甲、乙型肝炎疫苗、肌内注射流感疫苗、肺炎球菌疫苗、嗜血流感杆菌B疫苗、灭活口服脊髓灰质炎疫苗、白喉–百日咳–破伤风（DPI）、奈瑟菌脑膜炎疫苗。

肾移植术后发生了感染，使用抗生素有哪些需要注意的呢？

肾移植术后感染是常见的并发症，需要使用抗生素治疗，但是有一些值得注意的事项。

掌握适应证：可以不用的药物尽量不用，可以口服的尽量不注射，可以注射的尽量不静脉用药。使用药物时，除了掌握药物的适用证，还需要掌握药物的不良反应，药物的相互作用以及药物的疗程。

感染源未查清时慎用抗生素：如患者出现发热，暂未查明原因，不要急于应用抗生素，以免治疗后影响致病微生物的检验，延误临床的诊断、治疗。病情危重且高度怀疑细菌感染除外。

非细菌性感染：非细菌性如病毒、真菌感染，不宜使用抗生素，因抗生素对这些感染并无疗效。

皮肤、黏膜局部感染：尽量避免全身使用抗生素，以局部清创、应用抗生素为主。

肾毒性药物：避免使用具有明显肾脏毒性的抗生素，如庆大霉素、卡那霉素、阿米卡星，而是尽量选择使用这些药物的替代药物。

与免疫抑制药物具有相互作用的药物：一些药物如红霉素、罗红霉素等大环内酯类抗生素，与环孢素A和他克莫司具有相互作用，可减少免疫抑制剂的代谢，增加药物浓度，增加毒性反应。如必须使用，需尽量减少免疫抑制剂或抗菌药物的剂量，并监测免疫药物的血药浓度及肝肾功能。

亲属活体肾移植

什么是活体肾移植？

器官移植根据移植物供者来源进行分类，可分为尸体供者、活体供者。其中，活体供者又可分为活体亲属供者和活体非亲属供者。

活体供肾移植在西方和东南亚占据相当大的比例。截止至2008年底，活体肾移植在全球肾移植的总量占到32%。美国在2001年和2004年的活体肾移植分别占到全年移植总数的52%和42%；日本和韩国的活体肾移植更是占到60%以上。我国的活体肾移植主要为亲属活体肾移植，占肾移植总数的30%左右，近年来比例有所增加，但与发达国家相比仍有一定差距，其原因是多方面的，主要包括：传统观念束缚、对相关知识认知不足以及医生对医疗环境的顾虑等。

活体供者从遗传学来划分可以分为哪几类？

可以分为两大类：

（1）第一类：与受者有血缘关系的亲属供肾。血缘关系越接近，遗传特征越接近，发生排斥反应的风险越小，移植物的长期存活更好。

1）同卵双生同胞间的遗传背景完全相同，术后不会引起排斥反应，不用免疫抑制剂，是最理想的供者。

2）非同卵同胞间，与排斥反应相关的各类抗原有1/4的概率完全相同，

1/4的概率完全不同，1/2的概率一半相同。

3）父母与子女之间，排斥反应相关抗原有一半完全相同。

4）血缘关系较远的亲属：如旁系三代以上者，免疫学优势很少，但有前文所述的可择期手术优势、肾脏质量较好等优势，因此移植效果仍明显好于尸肾。

（2）第二类：无血缘关系的活体供者，如夫妻及官方认可的帮扶关系者。

世界首例活体肾移植是什么时候完成的？疗效如何？

1954年12月23日，美国哈佛大学Merril及Murray为首的移植小组首次成功施行了人类同卵孪生兄弟间的肾移植，受者术后存活8年后因心肌梗死去世，这是移植医学史上首例获得长期有功能存活的受者。在此之前，法国曾进行过多例肾移植术，但因为当时没有对于免疫排斥反应的认识，未采取任何免疫抑制措施，因此移植肾受者均未获得长期有功能的存活。Merril和Murray的成功对照此前多例失败的活体移植术，人们觉察到同质移植和同种异体移植的差别，即同卵孪生兄弟间相同的基因背景，使得受者的免疫系统可以耐受供者的肾脏而不产生免疫排斥反应。Murray等也因此于1990年荣获诺贝尔生理学和医学奖。

根据全球移植中心名录2008年的统计资料，全世界521个移植中共实施肾移植术843318例次，存活最长的时间记录是活体亲属供肾45年，超过40年的有15例；活体无血缘关系供肾36年；尸体供肾38年。

亲属活体肾移植有什么优势？

（1）活体供肾质量较好：许多尸肾供者由于年迈多病，在死亡前身体状况不佳，甚至因其生前长期与其自身疾病作斗争导致供肾携带各种细菌和病毒；而活体供肾可选择身体健康的供者，供肾质量更好。

（2）供肾的缺血时间短：由于亲属肾移植通常在同一家医院进行，肾脏从供者身上取出无需异地转运即可植入，肾脏在体外保存的时间短，缺血－再灌注损伤较轻，移植肾功能可以得到较好地保护。

（3）配型好：对于有血缘关系的活体供肾者，移植肾与受者相容性较好，术后排斥的发生率低，免疫抑制剂的用量亦可相对减少。

（4）可择期手术：①尸肾由于供者死亡时间不确定，且器官体外保存时间有限，往往需要临时通知受者入院，尽快完成配型和手术。活体亲属供肾移植可根据供、受者病情安排手术时间，有充分的时间完成常规术前准备和组织配型，医学评估更加全面，术前准备时间更充分。②有足够的时间做术前相关检查，排除手术禁忌，如供者有病原体感染、潜在的排斥反应风险等。③根据术前检查结果，进行必要的术前预处理，如更全面的免疫诱导，额外透析等，为手术完成创造更好的条件。

由于亲属供肾移植可以进行更为充分的术前准备，全世界范围内接受亲属供肾移植的患者有更好的人/肾存活率。根据美国器官移植网络和美国器官移植分配网络的统计数字，19675例活体供肾受者中，移植肾半寿期（在统计样本中50%数量上的肾失去功能的时间）为17.8年，比尸肾长约7年。

亲属活体肾移植有什么缺点？

亲属活体肾移植的缺点主要是：家中两人同时住院上手术台，对家庭来说照顾患者的压力较大；一旦出现超急性排斥反应等严重并发症导致不得不切除移植肾脏，相比较尸肾移植的失败，供者和患者乃至整个家庭往往在思想上更加难以接受。

亲属活体移植在伦理上应符合什么要求？

亲属活体移植供体捐献必须满足以下条件：

①遵循自愿、无偿捐献的原则；②供体具有完全民事行为能力；③供体年满18周岁；④活体器官的接受人与供体之间的关系需满足一定条件。

国务院2007年3月21日颁布的第【491号令】《人体器官移植条例》中明确规定："活体器官的接受人限于活体器官捐献人的配偶、直系血亲或者三代以内旁系血亲，或有证据证明与活体器官捐献人存在因帮扶等形成亲情关系的人员。"

即包括：父母、子女、兄弟姐妹；不包括：血缘关系较远如三代以外旁系血亲，或无血缘关系的亲属：岳父岳母和女婿、公公婆婆和儿媳、姐夫和小舅子小姨子等姻亲。

除此之外，夫妻之间的肾移植属于特殊类型的活体亲属供肾移植，但是通常要求婚后3年，感情融洽，自愿捐献。

如何对一个亲属供体进行医学评估？

对于活体肾移植供者，除了伦理学评估外，还需要进行专业的医学评估，最大限度地排除移植禁忌证。

针对移植供者本身的医学评估包括：

（1）病史：年龄、有无高血压、糖尿病、过度肥胖、血栓形成、精神异常、智力发育不良、某些肢体残疾等疾病史。

（2）健康状况评估：血常规、凝血功能、血清肌酐、血糖、血脂、肝功能等一般健康状况；包括巨细胞病毒、EB病毒、乙肝、丙肝、艾滋病病毒、梅毒等病原学检查；尿蛋白、尿中的血细胞、尿糖等尿液检查；心电图、胸片等心肺功能检查，以及采用肿瘤标志物抽血检查、B超、X线等影像学方法对年纪较大等高风险人群排除可能存在的肿瘤。

（3）分侧肾功能检查和手术条件评估：同位素标记法检测供者两肾分别的功能状态；CT、磁共振等对肾脏的解剖学形态和肾血管条件进行评估。

此外，还需评估供者和受者的血缘关系：血缘关系越近，免疫相容性越高，术后发生排斥反应的几率相对更小，移植物的长期存活更有保障。

（4）组织配型：最后对供受者的免疫学相容性进行评估：包括供、受者的ABO血型检测、组织相容抗原分型和交叉配型检查。

亲属活体供体医学上应符合哪些要求？

（1）GFR≤80ml/min或单肾≤40ml/min低于正常人2个标准差［根据年龄、性别、和校正后BSA（1.73/M^2）］的供者不考虑捐肾；

（2）24小时尿蛋白≥300mg是捐献的禁忌证；

（3）持续镜下血尿者不应考虑捐献肾脏，需排除泌尿系统恶性肿瘤、结石和原发性肾小球疾病；

（4）尿路感染：无症状菌尿应该在捐肾前被治疗，在准备捐肾时间内出现脓尿和血尿是捐献的禁忌证。不能解释的脓尿或血尿必须进行腺病毒、结核和肿瘤的相关检查；

（5）尿路结石：根据不同情况决定；

（6）高血压：轻度高血压、单一药物能控制、无其他器官损害者可考虑；

（7）肥胖：BMI≥35kg/m^2者不应鼓励捐献，特别是合并有其他疾病时；

（8）糖尿病：有糖尿病病史或者至少2次空腹血糖≥126mg/dl（7.0mmol/L）或者OGTT试验2小时血糖≥200mg/dl（11.1 mmol/L）的供者不应该捐献肾脏；

（9）恶性肿瘤：根据肿瘤的恶性程度和对肾功能的影响而确定。

（10）捐肾前4周戒烟、戒酒。

亲属活体肾移植ABO血型匹配有什么要求？

ABO血型系统包括A、B、AB和O四种血型。其原理是：A型血的人红细胞上有A抗原，血液中有抗B抗体；B型血的人红细胞上是B抗原，血液中有抗A抗体；AB型的人红细胞上既有A抗原又有B抗原，血液中无抗A也无抗B抗体；O型血的人红细胞上无A抗原也无B抗原，血液中有抗A和抗B抗体。因此，为了避免相同的抗原、抗体相遇产生排斥反应，在无相同血型供者的情况下，A、B型受者可以接受O型供肾，而AB型受者可以接受任意血型供者的供肾。

但是由于A型还可以分为A1和A2两种亚型，AB型可分为A1B和A2B两种亚型，而该亚型不同，同样可以导致强烈的排斥反应，因此，仍需交叉配型以确保血型相容。

亲属活体肾移植组织交叉配型有什么要求？

（1）首先是血型相容，“相容”的具体解释可参照上文。

（2）其次是群体反应性抗体PRA用于鉴别供肾是否存在受者不可接受的抗原，其结果需达到一定标准方可安全进行移植。

（3）基因配型：对于移植排斥反应最关键的三组等位基因：HLA-A、HLA-B、HLA-DR，每组等位基因分别有来自父亲和母亲的基因各一个，即在一些病友交流群及网络上大家所传的“六个点”。供者和受者的这六个点匹配度越高，排斥反应越小。一般来讲，同卵双胞胎之间六个点完全相同，父母和子女之间至少有一半相同，同胞兄弟姐妹之间有25%的概率完全相同，25%的概率完全不同，还有50%的概率一半相同。随着近年免疫抑制剂的不断升级，在无更好匹配程度的肾源时，HLA组织配型完全不同已经不是移植的绝对禁忌。

（4）最后是供者特异性交叉配型，即识别受者是否存在针对供者抗原的特异性抗体，实验结果也需符合一定的标准。配型结果出来后，医生据此确认患者是否适合接受供肾进行移植。

对一个健康供体来说，切除一侧肾脏有危险吗？

供者捐出器官后总的身体健康状况是良好的，由于肾脏具有强大的代偿能力，一侧健康肾脏足以满足人体日常生活所需。根据文献报道，不到1%的供肾者术后出现并发症，多为伤口感染、发热等，经过住院期间的对症治疗即可康复。供肾者住院期间死亡率仅为万分之一。从长远效果来看，供者生存与普通人无差异，捐赠后20年死亡人数仅为15%左右，死亡原因大多与捐出肾脏及手术无关，例如高龄、意外、心血管事件、肿瘤等。经过对活体供者20年以上的追踪，并未发现进行性的肾功能损害，与普通人的肾功能变化情况并无差异。

在双侧肾脏中选择一侧作为供肾必须遵循什么原则？

选择供肾的首要前提条件是要保留质量比较好的肾脏供给者。随着年龄的增长，肾功能会逐渐衰减，高血压、糖尿病等慢性疾病还会加速这个衰减过程。保留质量较好的肾脏可以为供者提供更好的保护，更大限度地避免他们出现肾功能减退。

除此之外，选择供肾的原则如下：

（1）一般情况下选择左侧的肾脏作为供肾，因为大多数人的左肾静脉较长，相对于右侧手术操作更加方便。

（2）肾脏的血管有很多解剖上的变异。如果其中一个肾脏有多根动脉，应选择仅有一根动脉，或者肾动脉数目比较少的肾脏作为供肾，以降低手术的难度与相关的风险。

供肾切取有哪些手术方式？

供肾切取有传统的开放手术和腔镜下的供肾切取术两大类，腔镜下手术又俗称微创手术。腔镜下的供肾切取术又根据具体的技术细分为腹腔镜下的供肾切取术、手辅助腹腔镜下供肾切取术和机器人辅助供肾切取术。

腹腔镜下供肾切取术有哪些优势？

腹腔镜下供肾切取术的优势在于①由于腹腔镜有3~4倍的放大作用，

肾脏血管、输尿管等解剖结构可看得更清楚，手术处理可以更加精细。②手术切口更小，手术后疼痛更轻，恢复快，住院时间短。③通常不进入腹腔，而在腰部的软组织中建立一个空间完成手术，胃肠道影响小，术后胃肠道恢复快。由于以上优势，腹腔镜下活体供肾切取术在国内外都已得到广泛开展。

什么是手辅助腹腔镜下供肾切取术？

手辅助腹腔镜下供肾切取术指的是，在腹腔镜的基础上，主刀医生的一只手通过特殊的装置进到做手术的区域，协助完成手术。这样手术难度有所降低。手辅助腹腔镜下供肾切取术可以缩短肾脏缺血的时间，提高供肾获取质量，缩短手术时间，增加安全性与手术成功率。

什么是机器人辅助供肾切取术？有何优缺点？

机器人辅助供肾切取术是指医生利用达芬奇机器人操作系统完成微创供肾切取术。多数机器人辅助供肾切取术通过腹腔入路完成手术。

优点：

（1）手术操作空间大，可以避免腹腔镜的器械反复接触肾脏，减少肾脏损伤；

（2）能够充分游离下腔静脉，在肾静脉根部夹闭，可以获得更长的供肾静脉，这一点是经传统腹腔镜下供肾切取术无法实现的；

（3）手术中对肾脏的接触和位置改变较少，减少肾动脉痉挛的发生，更加符合供器官切取过程中的“不接触肾脏”原则，使供肾在切取时可以保持更自然的状态。

（4）应用机器人系统的三维视野及灵巧的内腕系统，在处理小静脉如中央静脉、腰静脉及生殖静脉时可以更多地使用打结完成，减少了结扎夹的使用及意外的发生。此外，机器人手术系统是一种远程操作设备，手术医生可以从手术台上解放出来，其舒适程度明显优于常规腹腔镜手术。

缺点：

（1）价格昂贵。

（2）在腹腔完成手术，且缺乏触觉，易损伤腹腔脏器，有报道称供肾取出过程中有拉钩损伤脾脏的情况。

（3）在腹腔完成手术，术后有可能发生肠粘连。

亲属活体肾移植是否需要进行诱导治疗？如何进行？

亲属活体肾移植组织相容性好，供肾的缺血时间比较短，术前准备过程比较完备，排斥反应发生的风险相对较低，诱导治疗并非常规使用。但如果存在高危因素（如术前PRA阳性，组织相容性不佳），仍有相当的排斥反应风险。因此对于亲属活体肾移植来说，主要根据是否存在高危因素，以及患者的经济情况决定是否进行诱导治疗。

亲属活体肾移植供者肾脏切取术后有哪些并发症？

1.手术后近期并发症

出血，切口感染，脾脏损伤，胰腺炎，肾上腺损伤，动脉血栓，肺不张，肺部感染等。但是严重的并发症发生率很低，据报道小于1%。

血管残端出血是供肾切除术后最严重的并发症，其中比较严重的是右侧肾脏切取后肾静脉残端出血，因为右肾静脉相对于左侧肾静脉短些。手术后应该严密观察伤口的引流量情况，如出血量较大，应立即再次手术进行止血处理。

手术后切口延期疼痛的发生率约为3.0%，通常是因为手术中切断腰部的神经引起的。

气胸通常是术中损伤胸膜引起的，多见于左侧的肾移植供者肾脏切取术。

伤口内积血：因为术中常规使用肝素抗凝处理，使血不能凝固，切除供肾后鱼精蛋白中和不完全或者患者凝血功能差或血管条件差会导致患者切口深部渗血，并在术区积聚。大量积血或伴发感染时需要手术治疗。

2.手术后远期的并发症

高血压、蛋白尿、切口疝、肾结石、肾功能减退等。其中蛋白尿发生率比较高，大约为20%，但大多数患者24小时尿蛋白量不多，在100~200mg之间，而且在长时间内保持不变，对身体危害有限。

亲属活体肾移植较其他类型的肾移植术后的长期生存率有什么优势？

亲属活体肾移植由于配型条件较好、供肾质量更高、移植等待时间较短、术后免疫抑制剂剂量更低等优势，受者和移植肾的长期存活率更佳。根据美国器官移植网络和美国器官移植分配网络（OPTN/UNOS）数据，活体肾移植受者中，亲属活体移植肾10年存活率为67.0%，而尸体移植肾10年存活率为50.9%。活体与尸体移植肾的半寿期为17.8年与10.8年。

亲属活体供体肾结石是否适合供肾？

（1）若满足下述条件，曾有无症状单个结石病史的供者也可捐献肾脏：无高尿钙症、高尿酸血症或者代谢性酸中毒、无胱氨酸尿症或者高草酸尿症；无尿路感染；CT未显示多发性结石或者肾钙盐沉着；

（2）若满足下述条件，目前患有无症状单个结石病史的供者也可捐献肾脏：供者既往或现在患有单个结石，且满足第一条标准；结石≤1.5cm或可在移植手术中被取出；

（3）既往曾患有结石的患者如有下述情况不适宜捐献肾脏：X线上发现肾钙盐沉着或者双侧肾结石。结石类型复发率高，难于预防。

亲属活体供体高血压是否适合供肾？

动态血压监测BP≥140/90mmHg者通常不被接受为供肾者。推荐采用动态血压监测来测量血压，尤其适用于年龄较大（≥50岁）和/或在诊室测定血压升高的供肾者。某些容易控制的高血压患者，若符合其他定义标准，例如年龄≥50岁、GFR≥80ml/min以及尿蛋白排泄量≤30mg/d，属于捐肾后发生肾脏疾病的低风险组，可以被接受为供肾者，对高血压供肾者内科医生应进行规律随访。

亲属活体供体恶性肿瘤是否适合供肾？

（1）有下列恶性肿瘤病史的人群通常被排除于捐肾者之列：黑色素瘤、睾丸癌、肾细胞癌、绒毛膜癌、血液系统恶性肿瘤、支气管肺癌、乳腺癌以及单克隆丙种球蛋白血症；

（2）若满足下述条件，既往有恶性肿瘤病史的人群可以考虑捐献：既往对恶性肿瘤的治疗并未降低肾功能储备或者并未增加供者终末期肾病的风险；既往对恶性肿瘤的治疗并未增加肾切除的手术风险；

（3）既往有恶性肿瘤病史的人群通常被排除在捐肾之列。除非所患特定的癌症可以治愈，并且肿瘤潜在转移的危险能够合理地被排除。

肾移植术后长期并发症的防治

什么是肾移植后高血压？

肾移植后未服用抗高血压的药物，收缩压大于等于140mmHg和（或）舒张压大于等于90mmHg，不同时间测量3次血压均高于正常，即为肾移植术后高血压。移植后高血压多与长期肾病、尿毒症和血液透析治疗有关。少数为原发性高血压。

肾移植后高血压病因有哪些？

（1）移植肾动脉狭窄：发生率为1%~25%。移植肾动脉狭窄可以引起患者调控血压的内分泌代谢异常，从而引起高血压。部分移植肾动脉狭窄的患者可以通过手术或介入治疗。

（2）药物相关高血压：部分免疫抑制剂也和移植后高血压的发病相关。皮质类固醇（俗称激素）可引起高血压。环孢素不仅可以使高血压的发生率增加，而且可以改变肾移植后高血压的特征。其原因可能与尿液中钠离子排泄障碍有关。

（3）肥胖：肥胖也增加肾移植受者高血压的发病率，并且增加一些心血管事件的发生率。

（4）移植肾失功：长期存活患者中常见移植肾慢性失功，是引起移植后高血压的常见原因。功能减退的移植肾内会释放较多的缩血管升血压的物质，引起广泛的血管收缩与肾血流量下降，让患者摄入的水和钠（盐）无法随着尿排出来，导致高血压。

（4）复发/新发/携带的肾小球肾炎：各种肾小球疾病比如慢性肾病、IgA肾病、局灶性或节段性肾小球硬化、膜增殖性肾小球肾炎等，都有可能在移植肾中发生，部分移植肾肾病伴有血压升高。如移植肾局灶节段肾小球硬化，患者有时会有较为严重的高血压。

如何诊断肾移植后高血压？

根据最新诊断标准，肾移植术后血压高于130/80mmHg即可诊断为肾移植术后高血压，并以此作为血压控制目标。值得注意的是，每个患者的目标血压不尽相同。年轻人、肾功能良好者、并发症轻者可采取较严格的控制血压措施，血压控制在125/75mmHg以下；而对于老年、肾功能差、并发症多的患者，过于严格的血压控制反而有弊无利，可采取相对宽松的控制目标，血压控制在140/90mmHg以下。并且建议有条件的患者行24小时动态血压监测，以获得更准确的诊断。若患者服用3种以上降压药物（其中1种为利尿药），或者同时服用4种以上降压药，而血压仍难以控制时，则可诊断为难治性高血压，约一半的患者在移植术后出现难治性高血压。

肾移植后高血压该如何防治？

尿毒症患者移植前大多数都伴有高血压。手术、术后用药等一系列影响，肾移植后高血压较为多见，约九成的患者肾移植后会出现血压升高。所以移植后高血压的预防和治疗非常重要。

首先患者要养成良好的生活习惯：减少食盐的摄入；控制体重、戒烟、限酒、适量体育运动、减轻精神压力、保持心理平衡等。其次，移植医师会根据患者的病情和血压升高的特征，个体化地使用和调整降压药物，积极控制血压。若病情需要，还有可能调整免疫抑制药物，帮助血压降低。

小部分患者难治性高血压可能和移植肾动脉狭窄等疾病有关，必要时可通过手术方法治疗。

什么是肾移植后高脂血症？

患者移植术后出现的血脂异常，即血清中胆固醇（TC）、甘油三酯（TG）和（或）低密度脂蛋白（LDL）过高，和（或）高密度脂蛋白（HDL）过低的一种脂代谢异常。有数据显示，肾移植术后高脂血症的发生率高达80%。主要表现为胆固醇、低密度脂蛋白和甘油三酯均升高。

肾移植后高脂血症有哪些高危因素？

除了高血压、糖尿病、肥胖、吸烟、高龄、性别、激素替代治疗、饮食习惯、遗传因素、冠心病或其他动脉硬化性心血管疾病家族史等普通人群共有的高危因素，肾移植术后高脂血症的发病还受到术后免疫抑制剂的影响。患者服用的免疫抑制药物，包括糖皮质激素、钙神经蛋白抑制剂（环孢素和他克莫司）、哺乳动物雷帕霉素靶蛋白抑制剂（西罗莫司和伊维莫司）等，都可通过不同的方式影响人体血脂的代谢。此外免疫抑制剂还可导致高血压、新发糖尿病等其他代谢异常，进一步增加动脉硬化性心血管疾病的风险。

免疫抑制药物导致的肾移植后高脂血症有何不同？

常用的免疫抑制药物对血脂代谢均有不同程度的影响。如糖皮质激素可升高高密度脂蛋白、总胆固醇及甘油三酯，降低高密度脂蛋白；钙神经蛋白抑制剂，如环孢素和他克莫司，均可引起低密度脂蛋白和总胆固醇升高，但后者对血脂影响较前者低；哺乳动物雷帕霉素靶蛋白抑制剂如西罗莫司、依维莫司升高总胆固醇及甘油三酯。

肾移植后血脂异常有哪些临床分型？

肾移植术后血脂异常可简要分为四种：仅胆固醇升高的血脂代谢异常为高胆固醇血症；仅有甘油三酯升高为高甘油三酯血症；两者皆升高为混合型高脂血症；而高密度脂蛋白降低的代谢异常称作低高密度脂蛋白血症。

如何诊断肾移植后高脂血症？

移植后高脂血症的诊断主要依赖检查。由于移植术后早期血脂代谢变化较大，因此术后一年内需要定期检查、监测血脂变化，其后如病情稳定可逐渐减少检查次数。血脂检测出现总胆固醇、甘油三酯和低密度脂蛋白升高，和（或）高密度脂蛋白降低，即可诊断为肾移植后高脂血症。值得注意的是，如果首次发现血脂异常，应复查禁食12小时之后的血脂水平，至少有两次血脂检查结果，才可以诊断为高脂血症。

肾移植后高脂血症应如何防治？

无论是否存在血脂异常的受者都应养成良好的生活习惯。改变饮食习惯，减少饱和脂肪酸和胆固醇的摄入，增加粗粮、绿叶蔬菜、高膳食纤维水果的摄入；减轻体重，超重或肥胖者减轻体重5%~10%。增加有规律的体力锻炼；戒烟限酒、限制盐的摄入，同时定期监测血脂水平。对于已出现高脂血症的患者，临床医师会根据高血脂的类型予以降脂药物治疗，包括较为常用的他汀类药物。除此而外，由于免疫抑制剂会影响血脂代谢，必要情况下，临床医师会调整免疫抑制剂的治疗方案，减量或替换部分药物，以获得更好的降脂治疗效果。

什么是肾移植后新发糖尿病？

肾移植后新发糖尿病是指移植术前无糖尿病，术后血糖升高，达到糖尿病诊断标准。其特征是由于胰岛素缺乏或机体对其敏感性降低导致的空腹血糖高于7.0mmol/L，随机血糖水平高于11.1mmol/L或糖耐量异常。

肾移植后新发糖尿病有哪些高危因素?

研究表明，女性、家族中有糖尿病史、高龄、体重超重、移植前血糖较高水平和曾患有丙型肝炎等患者，移植术后更易患新发糖尿病。接受尸体供肾的患者较接受活体供肾的患者新发糖尿病发病率高；若术后接受糖皮质激素治疗的用量较大，也会增加患病风险。

肾移植后新发糖尿病是如何发生的?

肾移植后糖尿病（posttransplantation diabetes mellitus，PTDM）主要是由外周组织的胰岛素抵抗和胰岛素分泌不足引起的。在多种危险因素如遗传易感性、种族、年龄、体重，尤其是移植后免疫抑制剂的应用下，患者糖耐量降低，即患者对葡萄糖不耐受，外周组织对胰岛素分泌正常水平时细胞摄取和利用葡萄糖的生理效应显著减弱，称为胰岛素抵抗。有些患者可能有胰岛素分泌不足，这两种致病机制导致了肾移植后糖尿病的发生。PTDM多数与免疫抑制剂相关。在这些药物中，糖皮质激素和神经钙蛋白抑制剂（环孢素A及他克莫司）目前研究较多，其主要致病机制包括：糖皮质激素可使外周葡萄糖的利用下降、肝糖输出增多，通过增加β细胞凋亡而降低胰岛素分泌，从而导致肾移植后糖尿病的发生。

如何诊断肾移植后新发糖尿病?

首先移植前患者血糖正常，无糖尿病病史。其次，临床上表现和正常糖尿病患者一样，可表现典型的口渴、多饮、多尿、多食和消瘦等症状，一部分患者亦可无上述症状。根据1980年WHO糖尿病专家委员会提出的糖尿病实验室诊断标准：

1）如肾移植患者有糖尿病症状，任何时间血糖≥11.1mmol/L，空腹血糖≥7.0mmol/L。

2）如肾移植患者有糖尿病症状，但空腹血糖在5.6~7.8mmol/L之间，而任何时候血糖在7.8~11.1mmol/L之间，则进行糖耐量试验（OGTT），2小时血糖≥11.1mmol/L可诊断移植后糖尿病；

3）如肾移植患者无糖尿病症状，除上述两项诊断标准外，应加一项标准口服葡萄糖耐量试验，1小时血糖≥11.1mmol/L。

肾移植后新发糖尿病如何预防？

肾移植后患者容易罹患新发糖尿病，需定时检测空腹血糖（FPG）。肾移植早期易出现PTDM。可能与肾移植术后早期常规激素治疗、术后早期神经钙蛋白抑制剂（他克莫司）相对用量较多有关，特别是术后早期急性排异反应时大剂量激素冲击治疗，对患者血糖有较大影响。术后使用免疫抑制剂时，应严格按照体重或体表面积计算，及早根据药物浓度调整环孢素A或他克莫司剂量，不提倡大剂量或大包围式的多药联用。肾移植术前、术后，尤其是术后3个月应给予密切的血糖或OGTT的动态观察，这是早期发现PTDM的重要措施。在移植后前4周内，患者每周至少应接受1次FPG检查。如果检测结果显示FPG处于中等水平（6.1~6.9mmol/L）；建议进一步行OGTT检测以判断是否发生糖尿病。在移植术1个月以后，所有患者应在3、6和12个月时接受FPG检测，此后每年检测1次FPG和糖化血红蛋白A1c，检测出患有糖尿病的患者需接受治疗。在服用免疫抑制剂时，应在肾移植医师指导下合理应用环孢素（CsA）、他克莫司（FK506）和泼尼松龙（Pred）。合理饮食，控制体重增长。

肾移植后新发糖尿病如何治疗？

肾移植后新发糖尿病分急性高血糖和慢性高血糖，出现急性高血糖时需要立即处理，以避免对患者及移植物造成严重的后果。在围手术期这点尤其重要，此时出现的急性高血糖会导致多器官衰竭，甚至危及患者生命。术后早期血糖水平在20mmol/L以上的急性高血糖患者需要入院监护，并采取强化胰岛素治疗。病情缓解后，再逐步调整。慢性高血糖则需要参考2型糖尿病治疗指南。移植后新发生糖尿病或血糖调节异常的患者需设定血糖控制目标，通过饮食控制、运动、糖尿病教育、单用或合用口服降糖药及（或）使用胰岛素、自我监测这5方面进行治疗。如果初始治疗没有达到预期的控制水平，就要调整治疗，直至达到稳定的血糖控制。高血糖持续存在的患者，建议请糖尿病专科医生会诊。同时调整免疫抑制方案：在医生指导下调整减少引起糖尿病的他克莫司（FK506）、激素等药物的剂量；或改用不包含他克莫司（FK506）或激素的术后免疫抑制剂方案。

如何鉴别肾移植后高血糖和新发糖尿病？

高血糖和糖尿病不同，互有关联。糖尿病是因为人体内分泌系统紊乱，导致糖代谢功能失调。高血糖是指人体血液中糖的含量过高，糖尿病会导致高血糖。糖尿病患者血糖含量都比较高，这是二者的共性。对于肾移植后患者来说，如果术后监测血糖含量居高不下，是一种危险的信号，因为黏稠的高血糖血液，对血管也有伤害。血液中的糖分和血管的蛋白质相结合，会形成糖化蛋白，糖化蛋白是有害的蛋白质，它无法实现蛋白质的功能，不能够在体内正常代谢，并易使血管受伤，易引发动脉硬化。高血糖如未得到及时控制，有可能会诱发糖尿病的发生。所以说，二者之间有共性，也有一定的关联性。长期血糖高不但有损健康，还有迁延成糖尿病的危险。血糖高到超过一定范围则应引起你的注意了，必须要通过控制饮食，调整免疫抑制剂或药物治疗，减少血糖大幅度波动降低血糖。肾移植手术后患者发生高血糖的现象很常见，即使患者在接受肾移植以前没有糖尿病。移植手术后高血糖可发作一次或多次，如果高血糖持续反复多次发作会引起患者移植术后糖尿病。

出现肾移植后高血糖应如何进行处理?

肾移植后高血糖是一种常见的并发症，不必过分紧张，跟普通患者出现高血糖一样先采用保守治疗，包括控制饮食，减轻体重，增加运动（管住自己的嘴、迈开腿），这样可以达到改善血糖的作用，很多轻度血糖异常的就可以通过这种方式来改善。而对于一些血糖较高的患者，可以加用降糖药物，严重者需应用胰岛素。降糖药物的使用需要注意根据移植肾功能来定，如果伴有移植肾功能不全，需要避免使用完全经过肾脏代谢的降糖药物，那样容易出现低血糖等副作用。而出现移植肾功能不全较为严重者，需要使用胰岛素控制血糖。其次患者还可以通过调整免疫抑制剂方案来达到调整血糖的效果。如果是服用他克莫司的患者出现血糖高，如果没有禁忌证的情况下，可以改为环孢素或者西罗莫司，但是这种调整有风险，需要在肾移植医生指导下进行，不能擅自更换免疫抑制剂，会带来移植肾排斥反应风险，部分患者通过这种调整可以获得较好的效果。

什么是肾移植后高尿酸血症?

高尿酸血症（hyperuricemia，HUA）是由于体内嘌呤代谢紊乱导致，在正常嘌呤饮食情况下，非同日两次测定空腹血清尿酸水平男性≥416μmol/L（7mg/dl），女性≥357μmol/L（6mg/dl）。在肾移植后由于移植物反应或免疫抑制的应用出现血清尿酸升高至上述标准我们称为移植后高尿酸血症。

当血尿酸浓度呈过饱和状态，尿酸盐沉积于肾组织引起肾脏病变，称之为高尿酸血症肾病，常与传统的代谢性心血管危险因素如高血压、高血脂、2型糖尿病和肥胖等伴发。肾移植后患者术后高尿酸血症的发病与免疫抑制方案有一定关系。肾移植患者在使用环孢素（CsA）后高尿酸血症的发生率增加，加用咪唑立宾（布累迪宁）后增加更为明显，但在临床上痛风的发生率却是很少的。

肾移植后高尿酸血症有哪些病因和高危因素？

高尿酸血症病因可分为原发性和继发性两大类：原发性以遗传性尿酸代谢紊乱为特性，其病因除了少数由于酶缺陷引起外，大多未阐明，属遗传性疾病。继发性以磷酸核糖焦磷酸浓度增加为特点，由于次黄嘌呤–鸟嘌呤磷酸核糖转换酶缺乏导致嘌呤合成增多。移植患者术后因应用利尿剂、环孢素A等药物引起肾小管功能异常，导致肾清除尿酸减少。此外，慢性溶血性贫血，红细胞增多症，骨髓增生性疾病及化疗时或放疗时肾功能减退都会导致高尿酸血症。长期的不合理饮食是引起高尿酸血症的重要危险因素，肥胖、原发性高血压、高脂血症，2型糖尿病多与高尿酸并存。

肾移植后高尿酸血症是如何发生的？

肾移植术后发生高尿酸血症有三个常见致病因素：移植肾功能异常、环孢素A（CsA）治疗和速尿的应用。移植肾脏功能（血肌酐）正常的患者不常有肾小球滤过功能降低，这些患者的术后高尿酸血症更多与肾小管尿酸分泌减少有关，特别是应用CsA患者。CsA损害血管及肾小管，造成肾小管$Mg2^{+}$重吸收减少，K^{+}、H^{+}分泌和尿酸排泄减少。但一般认为该损害是功能性、可逆的。另外肾移植术后长期运用速尿，通过血液浓缩或经肾小管排除而竞争性抑制尿酸分泌，特别是在大剂量、长期应用时更为明显。

肾移植后高尿酸血症对肾移植患者有哪些危害？

高尿酸血症对血管系统及肾脏功能的损害尚未阐明，但研究提示高尿酸血症对心血管疾病的发生是一个独立因素，并影响移植物长期存活，高尿酸血症能直接损伤血管内膜，促进血小板黏附、聚集，还能通过肾素–血管紧张素系统和抑制一氧化氮（NO）的产生而加重慢性肾损害，病理表现为小动脉的透明样变性和肾小管损害。另外尿酸盐结晶在肾间质沉积导致肾病变，在集合管、肾盂和输尿管可以形成结石导致梗阻性肾病。尿酸盐沉积于各处关节及周围组织，引起痛风性关节炎，关节红、肿、热、痛剧烈难忍。反复发作者可引起慢性关节炎、关节畸形，甚至不能行走、持物。

如何诊断肾移植后高尿酸血症？

实验室检查：血清中尿酸含量男性≥416umol/L（7mg/dl），女性≥357umol/L（6mg/dl）即可诊断为高尿酸血症。

治疗高尿酸血症一般要求达到哪些目的？

对于高尿酸血症的治疗，除少数由于服用药物引起的患者可停用药物外，大多患者缺乏病因治疗，完全根治比较困难。目前临床上治疗高尿酸血症一般要求达到以下四个目的：

（1）迅速终止急性关节炎的发作；

（2）避免关节炎症状复发；

（3）纠正患者高尿酸血症的状态，防止尿酸盐结晶在肾脏、关节等出现沉积，引起一系列的并发症；

（4）避免尿酸结石形成。

治疗肾移植后高尿酸血症需要注意哪些问题？

（1）保持理想体重：尽量将体重控制在理想范围，即BMI=20~25之间（BMI指数，是用体重公斤数除以身高米数平方得出的数字，是目前国际上常用的衡量人体胖瘦程度以及是否健康的一个标准。体质指数（BMI）=体重（kg）÷身高的平方（m^2）。超重患者应缓慢减重，以每月减重1~2kg为宜，若患者处于急性发病期，则不宜减重。减重过快会导致体内组织分解，产生大量尿酸，引起急性痛风的发作。

（2）适当摄入蛋白质：经常应酬、暴饮暴食的人群蛋白质的摄入容易超量，导致嘌呤的摄入过多。生活中应避免吃高嘌呤的食物。如动物内脏、浓肉汤、骨髓、海贝、海蟹、凤尾鱼、沙丁鱼、鳕鱼、鳗鱼、鱼子等。另外，鸡肉、猪肉、牛肉、羊肉、鱼、虾、螃蟹、黑豆、绿豆、红豆、花豆、豌豆、菜豆、豆干、豆腐以及笋干、银耳、花生、腰果、芝麻等亦含有一定量的嘌呤，故也不能多吃。

（3）减少油脂摄入：尽量多采用蒸、煮、卤、凉拌的烹调方式，不吃或少吃油榨类的食品。

（4）多喝水：大量的水分能让尿酸顺利排泄，高尿酸血症的患者，每天至少要喝水2500~3000ml（5~6瓶矿泉水）。夏季出汗多，应根据个人实际情况相应的增加喝水量，主要目的是让尿量保持在2000 ml以上。

（5）不喝酒：酒精可以促进尿酸形成，特别是啤酒本身就存在大量嘌呤，尿酸高的患者应坚决避免饮酒。

（6）多吃富含钾类的食物：如香蕉、菠菜、海带、西芹等，钾能够减少尿酸沉淀，帮助尿酸随尿液排出体外。

治疗高尿酸血症的药物有哪些？

抗高尿酸血症的治疗分为促进尿酸排泄和抑制尿酸合成两种方式。但是二者均需要与碳酸氢钠片联合服用，用来碱化尿液。

促进尿酸排泄类药物

（1）丙磺舒（羧苯磺胺）：主要抑制肾小管对尿酸的重吸收而产生利尿酸的作用。为防止尿酸自肾脏大量排出时引起肾脏损害及肾结石的不良反应，故应用该药常从小剂量开始，初始用0.25g，bid（bid：一天两次），在2周内增加到0.5g，bid，每天最大剂量不超过2g，部分患者会发生皮疹、发热、肠胃刺激、肾绞痛以及产生急性发作等不良反应。

（2）磺吡酮：是一种保泰松的衍生物，能够抑制肾小管对尿酸的重吸收，排尿酸作用要比丙磺舒强，从小剂量开始，50mg，bid，逐渐增加到

100mg，tid（tid：1天3次），每天最大剂量不超过600mg，和丙磺舒联合服用有协同的疗效，但此药对胃黏膜存在刺激作用，有溃疡病的患者应慎用该药。

（3）苯溴马隆（商品名：尔同舒和立加利仙）：主要作用是抑制肾小管对尿酸的重吸收，增加肾小管对尿酸的排泄。用法：50mg，qd（qd：1天1次），或100mg，qd。该药毒性作用轻微，不影响肝肾功能，很少发生皮疹、发热，但可能存在胃肠道反应、肾绞痛以及引起急性关节炎的发作。

在使用排尿酸药物治疗的过程中，同时须口服碳酸氢钠3~6g/天，用来碱化尿液，并多喝水，保持每天尿量在2000ml以上，帮助尿酸排出体外。

抑制尿酸合成的药物：别嘌醇和非布司他。它可以抑制黄嘌呤氧化酶，使次黄嘌呤及黄嘌呤不能转化为尿酸，它本身则在人体内被代谢，生成易溶于水的异黄嘌呤通过尿液排出体外，同时可以在PRPP（磷酸核糖焦磷酸）的存在下转化成相应的核苷酸，既消耗了PRPP，还能抑制PRPPAT（磷酸核糖焦磷酸合成酶），让IMP（次黄嘌呤核苷酸）合成减少，因而能让血尿酸浓度迅速降低，从而抑制痛风石及肾尿酸结石的形成，并加快痛风石溶解，剂量100mg，1~3次/天，也能增加到200mg，1~3次/天。和排尿酸药物合用能加强疗效，但是一般不需要联合使用。

痛风急性发作期怎样治疗?

患者应卧床休息，抬高患肢，一般需休息至关节疼痛缓解72小时，之后可逐渐恢复活动。早期的药物治疗可使症状迅速缓解，而延迟治疗则炎症不易控制。常用药物有：秋水仙碱：此药对该病有特效，首次剂量0.5~1mg，其后0.5mg/小时，直到症状缓解或出现恶心、呕吐、腹泻等胃肠道反应不能耐受时，改成维持量0.5mg，qd~tid（qd：1天1次，tid：1天3次）。一般4~8mg，症状可在6~12小时内缓解，24~48小时内控制，以后可给0.5mg，2~3次/天，维持数天后停药。胃肠道反应过于剧烈的患者，可将1~2mg此药溶于200ml生理盐水中，在5~10分钟内缓慢静脉注入，注意切勿让药物外漏，视病情需要，可在6~8小时后再注射，有肾功能减退者24小时内不宜超过3mg。因为该药的临床疗效显著，故对临床上诊断困难的病例可作实验性治疗，帮助鉴别诊断。在秋水仙碱治疗的过程中，应注意白细胞降低、秃发等不良反应。

什么是肾移植术后药物性肝损伤？

肾移植后肝脏损害的发生率可达到10%~50%，平均发生率为16%，是肾移植后的第二大并发症。肾移植手术前肝功能正常，手术后因使用免疫抑制药物而导致ALT（谷丙转氨酶）、总胆红素（Tbil）、GGT（谷氨酰转肽酶）中一项或以上指标缓慢升高（超出正常值上限），减少免疫抑制药物的药量或改用肝毒性较小的药物后，异常的肝功能可迅速恢复至基本正常，即为药物性肝损伤，引起药物性肝损伤的药物主要为CsA（环孢素A）、FK506（他克莫司）、Aza（硫唑嘌呤）、CTX（环磷酰胺）等免疫抑制药物。早期表现为酶学指标升高，损害明显者可出现胆红素升高，严重者可能会有血清白蛋白减低，白蛋白/球蛋白倒置。

肾移植后出现药物性肝损伤该如何处理？

若发现肝功能损伤，应根据不同原因以及类型分别给予处理，立即调整免疫抑制药物，采取保肝、降酶、退黄疸和抗感染等治疗。

在医生的指导下调整免疫抑制方案 ①停用CsA、FK506方案，改用Rapa（雷帕霉素）、MMF（霉酚酸酯）、Pred（泼尼松）三联方案；②CsA、FK506减量或停用，增加MMF用量；③CsA、FK506互换；④尽量不使用肝毒性明显的药物。

保肝护肝治疗

中药：益肝灵，77mg，tid；水飞蓟宾葡甲胺（西利宾胺），100mg，tid；当飞利肝宁，1.0g tid；茵陈退黄（胶囊）冲剂或中药汤剂等。

西药：维生素C、复合维生素、肝得健0.3g，tid；甘草酸二铵肠溶胶囊（天晴甘平），100mg，tid；多烯磷脂酰胆碱胶囊（易善复），456mg，tid；水飞蓟宾葡甲胺片（利加隆），0.14g，tid；熊去氧胆酸胶囊（优思佛），0.25g，bid；注射用还原型谷胱甘肽（阿托莫兰针），1.2g，iv qd（iv qd静脉注射1天1次）；茴三硫（胆维他），25mg，tid；丁二磺酸腺苷蛋氨酸肠溶片（思美泰片），0.5g，bid等。

什么是肾移植术后药物性肾损伤？

药物性肾损伤指在肾移植术后免疫抑制剂剂量过大或浓度过高，对肾脏产生直接的毒性损害以及长期应用免疫抑制药物引起的肾脏血管病变。一般无明显的自觉症状，表现为急性或慢性的肾脏损害，早期一般无尿量的减少，以血肌酐、血尿酸增高为主要表现。

肾移植术后出现药物性肾损伤该如何处理？

主要为合理用药、及时调整用量、监测肾功能和血中的药物浓度。治疗的基本原则是去除损害因素，保护肾脏功能。

在医生指导下调整免疫抑制治疗方案：①CsA、FK506互换；②CsA、FK506减量或停用，增加MMF/EC-MPA（EC-MPA麦考酚钠肠溶片）的用量；③停用CsA、FK506，改用Rapa、MMF/MZR（MZR咪唑立宾）、Pred三联方案。

保护肾功能的基本原则：改善微循环、扩张肾血管、利尿。一般情况下采用5%葡萄糖溶液或生理盐水100ml+川芎注射液30ml，iv qd。

什么是肾移植术后红细胞增多症？

肾移植术后红细胞增多症（PTE）是一种比较常见的肾移植术后并发

症，好发于肾移植后的1~2年内。对于肾移植后红细胞增多症，目前临床上尚没有明确规定，多数学者认为，血细胞比容（HCT）持续≥0.51即可诊断为肾移植后红细胞增多症；国际血液学标准化委员会制定的标准，认为连续两次测定男性患者HCT≥0.51及血红蛋白（Hb）＞170g/L，女性患者HCT≥0.47及Hb＞150g/L，即可诊断。

哪些原因可导致肾移植术后红细胞增多症？

肾移植后红细胞增多症（PTE）的发病机制目前仍不明确。一般认为是多种因素共同作用的结果。近年来研究表明PTE可能与以下因素有关。

移植前患者Hb（血红蛋白）、HCT（血细胞比容）偏低与患者肾脏本身产生促红细胞生成素（EPO）减少和骨髓造血功能受抑制有关。肾移植后随着肾功能恢复正常，自体肾脏EPO分泌功能恢复，骨髓功能抑制减弱，红细胞合成较前增多。此外，移植肾本身可以产生EPO，从而导致Hb、HCT迅速上升。

雄激素能提高原始红细胞对EPO的敏感性，引起红细胞生成增加，所以男性的发病率要高于女性。尿毒症患者和移植后患者多数都有高血压，高血压状态下移植肾及自体肾的供血都会相应减少，造成局部的缺氧状态，使EPO分泌增多，这些因素均有可能引起PTE的发生。

肾移植后骨髓的造血功能增强：①肾移植后体内毒素对骨髓的抑制作用减少，解除抑制的骨髓对EPO的敏感性增高，致使骨髓产生红细胞增多；②移植前长期存在骨髓生成红细胞障碍，造成骨髓内造血干细胞聚集，一旦抑制解除，红细胞生成迅速增多；③长期血液透析及贫血使产生红细胞的干细胞表面EPO受体增多，使其对EPO的敏感性显著提高。

免疫抑制剂CsA和Aza的使用对PTE的发生有一定的影响，尤其是CsA，可能是通过阻断、抑制细胞产生细胞因子，引起红细胞生成增加，但不影响血中EPO的浓度。

移植肾的内分泌功能与其泌尿功能呈正相关。血清肌酐下降1周后，

EPO升高，说明EPO产生与肾功能改善有关，因此，PTE好发于肾功能较好的受者。

如何诊断肾移植术后红细胞增多症？

主要是根据患者的临床表现、特有体征及相关辅助检查进行诊断。

（1）临床表现及体征：患者常会出现头晕、头痛、头胀、耳鸣、眩晕、视物模糊、疲乏等神经系统和血液循环障碍的症状；还有部分患者会有出汗、体重减轻、血栓形成等表现。体征有多血质外貌（面颊丰满，红而发紫，有如熟透了的大苹果）、高血压、皮下瘀点、瘀斑及肝、脾肿大等。

（2）辅助检查：PTE的诊断标准目前尚未统一。但多数学者主张的临床标准为：血细胞比容（HCT）持续≥0.51即可诊断，无须鉴别真、假性PTE。国际血液学标准化委员会制定的标准：连续两次测定男性患者HCT≥0.51及血红蛋白（Hb）> 170g/L，女性患者HCT≥0.47及Hb > 150g/L。

肾移植术后出现红细胞增多症该如何进行治疗？

治疗上，以前认为PTE呈自限性，能自行缓解或消退，但目前认为这种现象仅仅发生在少数患者身上，现在大多数学者认为，为了避免症状加重而产生不良后果，应积极给予治疗。

（1）放血治疗：是一种经典的治疗方法，容易接受并且比较安全，但是不能完全消除血栓栓塞的可能。

（2）药物治疗：①茶碱类药物是一种非选择性腺苷拮抗剂，能减少红细胞容积及EPO合成，但对肾功能无影响，一般采用氨茶碱200mg bid，维持治疗。②血管紧张素转换酶抑制剂（ACEI）治疗PTE安全有效，通常选用贝那普利（洛汀新），10mg qd。应用1周后即可有效，不良反应极少。但少数患者会出现干咳、高血钾、低血压和白细胞减少。ACEI中的卡托普利对肾功能存在损害作用，故应避免使用。③调整免疫抑制剂的用量。停用

Aza，减少CsA用量或换用其他药物，对部分患者可能有效。

肾移植后心血管病并发症包括哪些？

引起肾移植后心血管病并发症的主要原因并非传统认知上的心脏冠状动脉的病变（即大家所熟知的冠心病），更为主要的原因是由于移植前患者长期透析以及慢性肾功能不全引发血流动力学改变，心肌负荷过大导致心室的几何形态及其功能发生变化，即通常我们所说的心肌病。其主要并发症包括了三大类疾病，包括左心室肥厚，充血性心力衰竭以及缺血性心脏病。

（1）左心室肥厚：是由于血压持高不下，加重心脏负荷以及其他血液因素共同作用所导致的代偿性肥厚。随着病情的发展，心脏继续扩张，最后可能发生心力衰竭及严重心律失常。

（2）充血性心力衰竭：是一种慢性心肌损害引起心室充盈和射血能力受损，最后导致心室泵血功能低下的疾病。其分为左心衰与右心衰，对于移植患者而言，以左心衰更为常见。临床上主要表现为体力下降，咳嗽咳痰，呼吸困难，起初可出现劳力性呼吸困难，待病情进一步发展，患者表现夜间睡觉出现一阵阵的呼吸困难，平躺不能，需坐起呼吸（即夜间阵发性呼吸困难及端坐呼吸）。

（3）缺血性心脏病：即冠心病，是由于冠状动脉粥样硬化或冠脉痉挛引起的冠状动脉狭窄，导致心肌缺血缺氧，引起一系列临床症状。其主要分为稳定型心绞痛，不稳定型心绞痛，急性心肌梗死及变异型心绞痛。

肾移植后心血管并发症有哪些危险因素？

无论是对于肾移植患者还是针对普通人群，患者的年龄，吸烟情况，患高血压的时间，高血压的严重程度（通常我们可以用患者服用的抗高血压药物种类来衡量一位高血压患者的病情严重程度），以及血压、血糖、血脂控制情况都是预测患者心血管并发症的独立危险因子。

然而相较于普通人群，肾移植患者由于先前通常存在慢性肾功能不全病史，使其面临心血管病的风险更加显著，具体而言有以下几方面：

长期肾功能不全的患者容易产生肾性贫血及肾性高血压，由于这两个危险因素引起的血流动力学改变在促进心室重构方面起到了至关重要的作用。有研究者发现，血红蛋白水平低于正常值的患者，其发生充血性心力衰竭的风险更高，尽管此时患者的血红蛋白水平只是轻度下降。

慢性肾病的患者由于长期蛋白丢失，其机体的营养水平以及免疫力都低于普通人，所以这一类患者更容易发生营养不良以及慢性炎症，进一步影响血管状态，从而导致心血管病风险增加。这一改变反映在血液指标上的变化就是低白蛋白血症，故患者在随访复查时也应该注重血液白蛋白水平。

此外，移植术后的排斥反应会引起炎症反应，损伤器官受者的血管内皮，使移植患者更容易发生动脉粥样硬化，成为患者发生心血管并发症的危险因素。

有关免疫抑制药对心血管的影响十分复杂，其受不同的药物种类及其剂量所影响，所以患者在免疫抑制药的使用上一定要有足够的依从性，并定期随访。

肾移植术后如何早期诊断心肌梗死？

对于心梗患者而言，早期诊断显得尤为重要，时间就是生命。急性心梗患者典型表现为心前区压榨性疼痛，其部位与稳定型心绞痛类似，但通常程度更重，持续时间更长，可达30分钟，患者可有濒死感，并且患者多在安静状态下或夜间发作。伴有出汗，面色发白，恶心呕吐，给予患者舌下含服硝酸甘油并不能缓解症状。然而，有一部分心梗患者其临床表现并不典型，仅有周身不适，恶心呕吐，出汗等症状，尤其见于糖尿病患者及老年患者，这就需要患者家属及医生引起足够重视。

当然，实验室检验及影像学检查是必不可少的。心梗出现4小时左右血液内相关心肌损伤标志物如肌酸激酶（CK-MB），肌钙蛋白（cTnT和

cTnI）水平就会发生升高，并维持一至两周时间。心电图简单易行，且变化显著，其表现为特征性的ST段弓背向上抬高，T波倒置。此外心脏彩超作为一种无创且低廉的检查方式，在评估心脏室壁功能方面也发挥了重要作用。冠状动脉造影检查可以直观反映冠脉狭窄部位，因此对于心梗高危患者，尤其是有心绞痛病史，心梗病史或者充血性心力衰竭的患者，有必要进行冠状动脉造影检查。

肾移植术后出现心肌梗死该如何进行紧急治疗？

心肌梗死是一种危重的疾病，应及早发现，及时住院，并加强住院前就地处理。对于心梗高危移植患者的家属而言，学习心肺复苏（CPR）技能显得极为重要，当患者因心梗出现心源性晕厥时，在及时呼叫急救的同时，就地对患者进行有效心肺复苏可以有效减少心源性猝死的发生。对于入院患者，除了心电监护及疼痛处理外，及早再通闭塞的冠状动脉，使心肌得到再灌注，是心梗治疗最为关键的措施。首选急诊冠脉介入治疗（PCI），不经溶栓，直接冠脉介入治疗已被公认为首选的最安全有效的恢复心肌再灌注的治疗手段。此外溶栓辅助抗凝、抗血小板治疗也是有效的治疗方式，常用的溶栓剂包括尿激酶及链激酶这些非特异溶栓剂，特异性溶栓剂r-tPA。需要指出的是，对于可能心梗的患者，家中可常备阿司匹林，心梗发生后即刻口服阿司匹林300mg，可以为患者争取更多宝贵的时间。调脂药物及ACEI类抗高血压药的使用也是必要的。此外，因及时发现和处理致命性心律失常，对于并发心源性休克的患者，应补充血容量，及时使用升压药，维持血流动力学稳定。

肾移植术后会出现哪些消化系统并发症？

消化系统并发症在接受肾移植的患者中很常见，主要包括口腔损伤，食管炎，消化性溃疡，腹泻，结肠病变以及消化系统恶性肿瘤。口腔损伤可以因药物引起，比如环孢素和西罗莫司。病毒或者真菌感染也能引起口腔损害，比如EB病毒感染的患者容易产生黏膜白斑。移植术后患者最常见的食管损害是真菌性食管炎，通常由念珠菌引起。一些免疫抑制剂容易引发患者恶心，呕吐等胃肠道不适症状，这一点以霉酚酸酯最为常见。较之过去，消化性溃疡的发病率逐渐升高，尤其是对于既往有消化性溃疡史的患者术后更易发生溃疡。腹泻也是一种多见的消化系统并发症，这可能与免疫抑制剂的使用导致相关病原微生物感染有关。对于腹泻的病因诊断，临床上有一定难度。结肠病变主要症状表现为便血，通常见于巨细胞病毒（CMV）感染，或者结肠憩室炎和肠缺血导致的穿孔。对于肾移植术后患者而言，比较常见的消化系统恶性肿瘤有结肠癌，直肠癌，EB病毒相关的淋巴组织增生性疾病，需要指出的是一种特发于肾移植患者胃淋巴瘤：黏膜相关淋巴组织淋巴瘤（MALT淋巴瘤），其与幽门螺杆菌的大量增殖密切相关。

如何诊断肾移植术后消化性溃疡？

周期性，节律性的慢性上腹部疼痛是消化道溃疡的重要临床特征，对于诊断也十分有意义。其多表现为隐痛，伴有腹胀感，或者烧灼感，并且与进食密切相关。但有些中老年人感觉并不明显。此外患者多有反酸，食欲减退，打嗝，恶心呕吐，上腹饱胀的感觉。对于消化性溃疡明确诊断主要依赖于消化道内镜的检查，内镜下活动性溃疡部位表现为白色或黄白色厚苔，底部平整，呈圆形，椭圆形。对于幽门螺杆菌的检测有助于寻找溃疡病因，其手段包括快速尿素酶试验（RUT）及非侵入性的^{13}C呼气试验（UBT）。血清胃泌素测定及胃液分析有助于了解患者胃酸水平。此外在气钡双重造影下，溃疡表现为特征性的龛影及轮辐征。

肾移植术后消化性溃疡该如何进行治疗？

为了预防术后应激以及免疫抑制剂的使用等可能引发术后消化性溃疡

的危险因素，术后常规使用质子泵抑制剂（如奥美拉唑，兰索拉唑等）或H_2受体抑制剂（如雷尼替丁，罗沙替丁）的同时辅以胃黏膜保护剂（如硫糖铝）可以有效抑制胃酸分泌，从而有效预防术后消化性溃疡的发生，也能促进已发生溃疡的愈合。此外，直接针对幽门螺杆菌的联合抗生素治疗，更进一步有效的促进溃疡的愈合。

考虑到免疫抑制剂诸如霉酚酸酯，以及大剂量激素都有可能导致消化性溃疡，所以术后针对溃疡患者适时调整免疫抑制剂用法，减少激素用量也是十分必要的。

目前，对于消化性溃疡的内科治疗手段已经十分有效，所以手术治疗仅限于溃疡引起的消化道出血及穿孔等紧急情况。

肾移植术后上消化道出血有哪些常见原因？

肾移植术后急性排斥反应，应激性溃疡，霉酚酸酯类免疫抑制剂，大剂量激素的使用（静脉注射大剂量甲强龙）是移植术后一个月内发生上消化道出血的最主要原因。从更远期来讲，巨细胞病毒（CMV）感染也是重要的引起上消化道溃疡及黏膜出血的病因。长期使用免疫抑制剂导致的肝脏毒副作用引发凝血机制异常也是上消化道出血的危险因素。

此外，不可忽视的是，近一半的透析患者有消化不良及胃酸分泌增高的临床表现，并且由于自身免疫力低下及术后免疫抑制剂的使用，近30%的移植患者胃内幽门螺杆菌发生显著增殖。这些也造成了上消化道出血的潜在风险。

肾移植术后出现上消化道出血该如何进行治疗？

上消化道出血的治疗因患者出血程度不同而略有差异，不过其总的原则是将维持血容量，抗休克放在首位。迅速开放深静脉通道，扩充患者容量。对于血压下降，出现体位性晕厥，或者血红蛋白低于70g/L者，应立刻输血，及时输注全血对于改善患者因失血造成的周围循环衰竭极其重要。

若在院外发生上消化道出血，不要惊慌，应将患者头偏向一侧，保持患者气道通畅，防止发生窒息，并紧急送医。院内患者因积极使用质子泵抑制剂抑酸止血，同时使用生长抑素，如奥曲肽，抑制胃泌素的分泌，促进前列腺素合成，减少胃黏膜血流量。急诊内镜下寻找出血点，并通过激光，射频，局部注射去甲肾上腺素等相应治疗能有效抑制出血。当治疗效果不理想时，可考虑急诊手术，行单纯缝扎止血或胃大部切除等。

肾移植术后发生恶性肿瘤有哪些高危因素？

尿毒症患者自身就是肿瘤高发人群，患者自身体液免疫和细胞免疫存在缺陷是造成肿瘤高发的主要原因。此外，病毒及微生物感染是肾移植后某些特定肿瘤的危险因素。如黏膜相关淋巴组织淋巴瘤（MALT 淋巴瘤）与幽门螺杆菌的感染密切相关。大多数B细胞相关淋巴瘤与EB病毒感染有关，对于移植后患者未进行抗EB病毒抗体治疗或者接受过抗淋巴细胞抗体治疗的，其发生移植后淋巴组织增生性疾病（PTLD）的风险明显升高。EB病毒是一种疱疹病毒，主要感染成人B淋巴细胞，因为T淋巴细胞可以抑制病毒的生长，故多为无症状感染。免疫抑制剂的使用对于移植患者而言也是导致肿瘤发生的危险因素，由于免疫抑制剂的应用，可使T细胞的免疫监视功能下降。吸烟也是导致移植后恶性肿瘤发生的危险因素，脾切除术作为移植前免疫调控的方法，尽管现在已不再采用，但仍是导致移植后恶性肿瘤发生的危险因素之一。

移植肾恶性肿瘤有哪些发生方式？

主要有以下三种发生方式，供肾携带的肿瘤、移植肾新发肿瘤，也可以是累及移植肾转移性肿瘤。

供肾携带的恶性肿瘤见于捐献者筛选不严格、捐献前肾脏肿瘤；或捐献前肿瘤过小，常规检查未能发现。供肾携带肿瘤进入受者体内后，由于受者免疫功能低下，供肾携带的恶性肿瘤可能迅速浸润生长，甚至在受者体内发生转移；

移植后新发恶性肿瘤，占移植后肾脏恶性肿瘤绝大部分，原因非常复杂。目前认为可能的原因有长期、大剂量免疫抑制药物的应用导致免疫功能低下、促进肿瘤发生的病毒感染、免疫抑制药物的可能致瘤作用。随着接受肾移植者存活时间的延长，这种恶性肿瘤的发生率明显增加。

肾移植后哪些用药可能与恶性肿瘤的发生有关？

移植后主要的免疫抑制药物环孢素A、他克莫司，被认为可以使得移植后肿瘤发生的危险性增加，在不影响移植肾存活前提下应减少剂量。而常用的霉酚酸酯类药物，如米芙、骁悉，被认为可能降低淋巴组织增生障碍的危险性，存在可能的抗致瘤作用。术前、术后短时间内使用的抗胸腺细胞球蛋白（ATG）则会增加淋巴组织增生障碍的危险性，可能与淋巴瘤的发生发展有关。移植后使用的雷帕霉素靶蛋白抑制剂，如西罗莫司（雷帕鸣），则可能具有潜在的抗致瘤作用，可能降低移植后恶性肿瘤发生的危险性。目前硫唑嘌呤已很少使用，它的使用也可能会增加某些肿瘤发生的危险性。

肾移植后发生恶性肿瘤在治疗上有什么特点？

首先遵循传统的肿瘤治疗原则，根据肿瘤分期选择相应的治疗方案，包括手术、化疗、放疗等。如膀胱肿瘤、移植肾肾盂肿瘤，结合患者意愿，行局部或根治性手术切除，辅以灌注化疗。同时免疫抑制药物必须做出相应调整，如在不影响移植肾存活的前提下，适量减少环孢素、他克莫司的使用，或改用具有抗移植后肿瘤生长作用的西罗莫司。比起传统肿瘤的治疗，肾移植后肿瘤的治疗，更要考虑肾功能的情况，特别是移植肾肾肿瘤、肾盂肿瘤的治疗，更要权衡利弊。

肾移植患者的长期随访及日常生活调理

为什么必须对肾移植受者进行长期随访？

区别于其他外科病患，除了住院期间良好的手术和相关治疗，肾移植患者出院后需要长期服用免疫抑制药物和定期门诊复查，这是维持良好的移植肾功能、提高生存率的重要措施。住院期间移植肾的存活、功能恢复的良好只是完成肾移植的第一步，而这第二步则是长期规律的随访。包括药物浓度的检测、免疫抑制药物用量的调整、肾功能的检测等，只有定期的随访，尽早的发现并诊治相应的并发症，包括一些无明显临床表现的病症，如移植后感染、肾结石、高血压、高血脂、高血糖等，才能延长移植肾寿命。通过门诊随访时与其他病友的交流，患者也可以提高日常生活中自我管理能力。

肾移植后随访的时间应如何安排？

肾移植患者的通常移植住院时间为一个月左右，由于出院后环境的巨大变化以及免疫抑制药物服用的管理，近期内随访应频繁，具体随访时间根据病情变化安排。通常术后3个月要求每周1次的随访，术后3~6个月要求每2周1次的随访，术后6个月~3年要求每月1次随访，3年以上建议至少2个月随访1次。

肾移植后随访有哪些方式？各有何优缺点？

肾移植后随访最直接的莫过于门诊随访，这可以直接观察患者的临床表现，进行相应的体格检查，可以对移植患者病情作出更加准确的判断，从而制定相应的治疗方案。通过医生与患者面对面的交流、仔细观察，可以更好地进行药物使用、健康指导，甚至可以早期发现潜在的病症，进行及时干预。然而对于居住地较远的外地患者或是行动不便者，面对面的门诊随访并不方便，甚至可能导致患者依从性变差，随访不及时，从而延误病情。因此这种情况催生了短信、电话、邮件、微信等便捷的随访方式，没有地域、时间的限制，移植后随访非常方便。但是这些随访方式收集到的患者信息存在不确切性，不完整的信息、错误的信息会影响移植后治疗方案的调整，从而对移植肾寿命产生影响。

肾移植术后应随访哪些内容？

关注肾移植患者的基本生命指标，包括血压、体温、尿量等；进行一些必要的常规检验项目，包括血、尿常规，肾功能，肝功能，药物浓度；根据病情变化而选择一些相关的检验、检查项目，包括血脂、血糖、移植肾B超、胸片、胸部CT等，必要时需进行移植肾穿刺活检，从而尽早干预排斥反应，调整用药，提高移植肾寿命。有些移植中心在肾移植术后1~3个月，会进行常规肾穿刺活检，以便早期发现并处理并发症。

肾移植术后随访中应如何进行健康指导？

应从心理、药物、饮食起居等多方面对肾移植者进行健康指导。随着随访时间的延长，肾移植患者对药物毒副作用、感染风险、移植肾寿命会产生越发强烈的恐惧感。作为医生，在随访中在向患者讲明不规律用药危害、感染可能发生的风险的同时，应指导患者保持平和心态，用乐观、豁达的态度去面对，避免因情绪而影响身心健康。

用药指导：肾移植患者必须严格按照医嘱服用免疫抑制药物，以减少排斥反应的发生，不可随意增减药量，并根据服药时间检测血药浓度，从而合理调整用药剂量。

肾移植患者出院后经过休养后，可参加劳动，但须劳逸结合，逐渐过渡，避免过度劳动、剧烈运动，保护移植肾，避免移植肾被挤压碰撞。

加强自我管理，自我监测好体温、尿量、血压、体重、血糖等指标及症状，及时发现异常变化，包括移植肾排斥的早期征象，如发热、尿量减少、血压升高、移植肾区疼痛等。记录好用药时间、调整用药时间，便于随访时参考。

预防感染，长期服用免疫抑制药物，免疫力低下，对于肾移植病患者来说，预防感染尤其重要。包括注意个人卫生，预防感冒，减少去公共场所的频次等。

肾移植术后患者的饮食应注意哪些方面？

肾移植术后早期，由于大剂量激素的应用及应激反应，患者体内大量蛋白质分解，因此要进食足够的优质蛋白质，并定期检测血白蛋白、总蛋白。肾移植患者出院后的饮食要有规律，根据血糖、血压、血脂调整日常饮食，以清淡、易消化食物为主。少吃油腻食品及肥肉；多吃蔬菜水果；进食适量优质蛋白，包括肉类、奶类；多饮水，但要减少盐摄入；戒烟戒酒；忌食提高免疫力的补药，如人参等。

肾移植术后食用蔬菜有哪些好处？

蔬菜中含有丰富的维生素、植物纤维和多种矿物质，移植术后患者食用新鲜蔬菜既可补充营养元素，又可调节膳食平衡。如西兰花：富含维生素和铁、钙，可预防贫血、癌症；扁豆：富含蛋白质和多种氨基酸，可健脾胃、增进食欲；白菜：含有丰富的维生素，不但能起到润肠、促进排毒的作用，还能促进人体对动物蛋白质的吸收；茄子：是为数不多的紫色蔬菜之一，在它的紫皮中含有丰富的维生素E和维生素P；胡萝卜：能提供丰富的维生素A，具有促进机体正常生长与繁殖、维持上皮组织、防止呼吸道感染及保护视力等作用；香菇：有降低胆固醇、降血压的作用，含有一般蔬菜缺乏的麦甾醇，它可转化为维生素D，促进体内钙的吸收；冬瓜：有良好的清热解暑功效，解渴消暑、利尿，含钠极少，是水肿患者消肿佳品，含有多种维生素和人体所必需的微量元素，可调节人体的代谢平衡；西红柿：含有丰富的胡萝卜素、维生素B和C，尤其是维生素P的含量居蔬菜之冠，蕃茄红素具有独特的抗氧化能力，能清除自由基，保护细胞，使脱氧核糖核酸及基因免遭破坏，能阻止癌变进程。

水果好处很多，食用时有什么注意事项吗？

水果营养丰富，富含维生素、膳食纤维及矿物质，能有效降低心血管疾病的发生、抗机体氧化。但食用时仍应注意以下几点：一是注意食用卫生，一定要洗净削皮，胃肠道不适时避免大量食用，以免刺激肠胃。二是尽量饭前半小时或者饭后1小时食用，避免影响三餐进食和药物吸收。三是尽量不与海鲜同食，以免影响营养吸收、促使结石形成。四是避免食用西柚、葡萄等水果，以免影响免疫抑制药物的浓度。

肾移植术后应该忌口吗？

肾移植术后移植肾功能恢复后，如果没有肥胖、糖尿病、冠心病等疾病，饮食上没有太大的限制。但应忌用提高免疫功能的食物及保健品，如白木耳、黑木耳、灵芝、蜂王浆及人参、鹿茸等，因其可提高免疫功能，从而诱发排斥反应，应该禁止食用。另外应避免食用西柚、葡萄等水果，因为这些食物会影响环孢素A等免疫抑制剂药物的代谢，影响药物浓度，引发药物中毒。还应避免吃变质过期的食物，避免生冷食物。避免食用腌渍、熏制、酱制品及高脂肪食物（如煎炸食物）。避免食用胃肠道刺激性食物如辛辣食物、咖啡、浓茶等，并戒烟戒酒。避免一些清热解毒食物，有些中药具有肾脏毒性，一定要咨询医生后再服用。勿食用过咸食物及含钠高的食物。尿酸高的患者还应避免食用高嘌呤类食品如海鲜、动物内脏等。

肾移植术后出现哪些情况需及时到医院进行急诊处理？

处于免疫抑制状态的肾移植者常常要面对各种各样的感染，若不及时处理，严重的感染将会危及生命。常见呼吸道感染，当患者出现高热、明显的咳嗽咳痰、呼吸不畅、胸闷等表现时，患者应及时急诊就诊，急查血常规、胸部CT、痰培养、血培养等，进行抗感染治疗。当出现明显的腹痛腹泻、尿频尿急尿痛等消化道、泌尿道感染表现时，也应急诊干预。

尽管免疫抑制剂种类繁多，效用强大，但仍有一部分人在移植后会出现明显的排斥反应，若患者出现移植肾区明显的胀痛，伴发热、尿量减少、血压明显升高，也应急诊就诊，检查血常规、尿常规、肾功能、移植肾B超，必要时行甲强龙冲击治疗。

再好的机器也有报废的一天，移植肾也是如此，当移植肾功能减退乃至失功后并发心衰、电解质紊乱时，患者可出现尿量的急剧减少、胸闷、端坐呼吸、心慌、头晕头痛等表现，这也须急诊就诊，必要时行血液透析。移植肾较原有的肾脏处在相对表浅的位置，受到碰撞挤压后更易受到伤害，当患者外伤后出现移植肾区疼痛、肿胀、血尿等表现，应立即急诊就诊，必要时外科手术干预。

出院前家里要做哪些准备呢？

患者术后恢复良好，病情稳定后，出院后需继续在家里进行术后康复，那么患者出院回家后可以完全像术前一样生活吗？答案是否定的。由于术后三个月到半年内为感染高发期。我们建议为患者准备一个单独的房间，房间及里面的物品，需要用紫外线充分消毒杀菌。生活用品如水杯、牙刷、毛巾、盆、被褥等也需单独准备，以免交叉感染。患者回家后，由于需暂时单独生活，在确保每日饮食安全卫生的同时，要做好碗筷的消毒。在住院期间，患者就应开始培养良好的卫生习惯，出院后应继续保持。

肾移植术后在家中如何做自己的医生？

患者术后回家后，没有护理人员每日对病情进行监测；医生不能像在病房中一样，每日与患者及时沟通，了解到患者的实时情况。所以患者要做好对自己的病情监测，以便与医生及时交流沟通，以调整治疗。

首先要做好一些物品准备，如体温计、血压计、大号量杯、体重秤、笔记本等，并记录每日基本情况：①体温：每日体温波动情况，如无感冒、发热等异常情况，可分别测起床时的基础体温、午休后的体温。②尿量：包括每日24小时尿量、白天尿量、夜间尿量，同时记录进水量，比较进出水量。③体重：固定每天清晨记录体重，尽量保持体重在标准体重［身高（cm）-105］。④血压：每日早晚平静状态下的血压，观察波动情况，收缩压与舒张压的最高值，注意学会测量血压的正确手法。⑤服药记录：包括用药种类、剂量，特别是免疫抑制剂的用法和剂量的调整，特殊情况下（如感冒、腹泻等）的用药和药物调整。

每次随访，标记好血尿常规、肝肾功能、药物浓度等重要数据。如医生对治疗方案有所调整，应记下最新的服药方案，以便与医生进行沟通和回家后的药物服用。

术后如何进行生活与工作？

肾移植手术对机体是一个较大的创伤，且尿毒症患者身体基本情况常常较弱，虽然肾移植术后肾功能已恢复正常，出院回家后仍需进行相当一段时间的休养与体力恢复。应先从轻度的家庭活动做起。避免提拎重物，避免仰卧起坐等影响到腹部肌肉的活动。半年后，可进行中度的劳动乃至正常工作。但仍需遵循循序渐进的原则，工作时间由短至长，注意保证足够的休息。最好进行有氧舒缓运动，如散步、室内自行车、太极拳。应养成良好的生活习惯，恢复工作，并不是一直在家中休养才是最好的方式。工作时，注意避免对肾脏的压迫，避免久坐，也不能从事过于剧烈及繁重的工作。如果活动后出现关节疼痛无法缓解、胸痛、体温升高，需停止活动，观察不适是否有缓解，如果仍有不适，及时到医院就诊。

肾移植患者免疫抑制剂的应用

免疫抑制剂有哪些种类？

器官移植与普通外科手术相比有特殊性，在于移植术后患者需要长期服用免疫抑制剂。免疫抑制剂的研究进展，使得患者进行器官移植后，器官可以长期存活，患者的生存质量有了很大的提升。

免疫抑制剂种类繁多，可以根据药物的制备方式、作用机制、作用途径加以分类。

临床中常用的免疫抑制药物有如下几类：

1）皮质类固醇：如甲泼尼龙、泼尼松，泼尼松龙，氢化可的松，地塞米松。

2）环孢素A，商品名新山地明，国产的有：新赛斯平，田可，强盛等。

3）他克莫司，又称FK506，商品名为普乐可复。

4）西罗莫司，又称雷帕霉素，商品名为雷帕鸣。

5）霉酚酸类：商品名为米芙，骁悉，赛可平，顺友。

6）咪唑立宾，商品名布累迪宁。

7）兔抗人胸腺细胞球蛋白（即复宁）、兔抗人T-细胞系淋巴母细胞免疫球蛋白（ATG）、抗人T-细胞猪免疫球蛋白（ALG）、单克隆抗T细胞抗体、抗IL-2R单克隆抗体（巴利昔单抗、阿仑珠单抗、利妥昔单抗等）。

8）中成药物制剂：雷公藤总苷、百令胶囊等。

环孢素A有什么特点？

环孢素A成功应用对同种异体肾移植作出了划时代的贡献，其有效地降低了临床急性排斥的发生，大大提高了移植物的存活时间，促进了临床器官移植医学的发展，从此，器官移植进入了环孢素时代。

环孢素A是第一个钙调磷酸酶抑制剂，环孢素A进入细胞内，与靶细胞浆受体亲环蛋白结合后形成复合物，可抑制钙离子依赖的酶活性，阻断了细胞浆调节蛋白的去磷酸化，因而抑制了T细胞活化及细胞因子如白细胞介素-2的基因表达，从而调节T细胞功能，对B细胞的抑制作用不明显。可通过抑制γ-干扰素的生成而间接抑制自然杀伤细胞的活性。

环孢素A一般采用口服给药，吸收不规则、不完全，且个体差异较大。口服后达峰时间为1~2小时，生物利用度约为80%。经肠道吸收，广泛分布于全身各组织，通过肝脏经细胞色素P4503A4酶代谢。通过P450细胞色素代谢的药物可影响其药物浓度。

环孢素A治疗窗狭窄，药物吸收、代谢变异度较大，为达到免疫效果，并避免药物过量带来的毒副作用，需要定期进行血药浓度监测。环孢素A的血药浓度监测包括谷值浓度和峰值浓度。

他克莫司有什么特点？

他克莫司又称为FK506，商品名为普乐可复，是一种大环内酯类抗生素。从链霉菌的培养基中分离获得。本药可抑制T淋巴细胞的活化以及T辅助细胞依赖型B细胞的增生，也可抑制白细胞介素-2、白细胞介素-3以及γ干扰素等淋巴因子的生成与白细胞介素-2受体的表达。与环孢素A相比，他克莫司具有有效剂量小和对正在发生的排斥反应有效的特点。临床上首先应用于肝移植，可以逆转环孢素A治疗下移植肝的顽固性排斥反应。在肾移植中，他克莫司也首先应用于治疗顽固性排斥反应。在肾移植的预防性免疫抑制治疗中，他克莫司是主要的环孢素A的替代药物，应用他克莫司的患者移植肾存活率与环孢素A相同，但是减少了1/3的急性排斥反应，减轻了排斥反应的程度，相应减少了对抗淋巴细胞药物的应用。同时，减少了对类固醇激素的用量，这是其显著优点。

他克莫司口服吸收快，但是生物利用度不高，平均21%，主要在小肠吸收，不依赖胆汁，在体内分布广泛。血液峰浓度出现在口服后0.5~3小时，平均1.5小时，半衰期12~24小时。主要在肝脏经细胞色素P4503A4酶代谢，全身清除率低。由于其低清除率、广泛分布的特征，临床应用时需调整几天才能达到稳定浓度。儿童他克莫司的分布及全身清除率高于成人。

肝功能异常会影响他克莫司的代谢和清除，通过P450细胞色素代谢的药物可影响其药物浓度。他克莫司吸收存在明显的个体间与个体内差异，临床使用后需对血药浓度进行监测。移植后1个月内浓度维持在11~15ng/ml，2~3个月维持在8~11ng/ml，3个月后维持在5~8ng/ml。

霉酚酸类药物发挥作用有什么不一样？

霉酚酸为青霉菌的发酵作用产物，是吗替麦考酚酯及霉酚酸钠肠溶片的活性成分。吗替麦考酚酯进入体内后迅速转变成活性成分霉酚酸，霉酚酸能非竞争性可逆性的抑制次黄嘌呤单核苷酸脱氢酶，次黄嘌呤单核苷酸脱氢酶为肌苷合成鸟嘌呤核苷的限速酶，从而抑制T细胞和B细胞中嘌呤的从头合成途径，导致DNA合成受阻，使细胞停留于S期而不能分化、增殖。霉酚酸对活化的淋巴细胞具有较高的选择性。

吗替麦考酚酯口服后迅速吸收，并完全被血浆酯酶脱脂化形成活性代谢产物游离霉酚酸，血中吗替麦考酚酯不能测出。口服吗替麦考酚酯后1小时，霉酚酸浓度即可达到峰值，半衰期为12小时。霉酚酸主要在肝脏通过二磷酸尿苷葡萄糖醛酸转移酶代谢成葡萄糖苷酸MPAG，其在肠肝再循环作用下可经肠黏膜重吸收。如果胆汁分泌异常，需调整剂量。

吗替麦考酚酯在胃内的代谢吸收依赖于胃内的酸性环境，但是肾移植术后患者常常使用质子泵抑制剂保护胃黏膜，造成吗替麦考酚酯代谢、吸收障碍。而霉酚酸钠肠溶片在肠道碱性环境下释放吸收，使其成为围术期更适用的药物。

皮质类固醇药物地位如何？

皮质类固醇是肾上腺皮质激素的一种，具有免疫抑制作用，是临床上使用最早的免疫抑制剂，广泛应用于肾移植受者免疫抑制的诱导和维持治疗，以及抗排斥反应治疗。尽管免疫抑制药物不断发展，但是皮质激素仍然是预防及治疗排斥反应不可或缺的药物。

皮质类固醇抑制淋巴细胞的活性、抑制抗原递呈细胞的功能，达到其抑制免疫排斥及炎性反应的作用。主要是特异性的针对巨噬细胞和T细胞，非特异性的免疫抑制及抗炎作用。

皮质类固醇主要在肝脏内代谢，通过肾脏排泄。不同患者对其不良反应个体间也有较大不同。

药物西罗莫司有什么样的优势？

西罗莫司又称雷帕霉素，首次在泥土中分离发现，为大环内酯类抗生素。

同环孢素A和他克莫司一样，属于基础免疫抑制药物，用于肾移植术后的患者，有效防止排斥反应。但是其与环孢素A、他克莫司等钙调磷酸酶抑制剂相比，具有肾脏毒性低、肿瘤发生率低，很少引起高血压、高血糖、牙龈增生副作用等优点。

西罗莫司在结构上与他克莫司相似，但是作用机制完全不同。主要通过多功能激酶哺乳动物西罗莫司作用靶蛋白mTOR的抑制，对共刺激通路和细胞因子依赖型的T细胞活化进行干扰。与钙调磷酸酶抑制剂不同，西罗莫司抑制白细胞介素-2介导的T细胞增殖，但并不会抑制白细胞介素-2的产生，还可以抑制一些细胞因子的信号转导。

西罗莫司口服后吸收迅速，服药后达峰时间为1~2小时。生物利用度低，平均半衰期为60小时左右。主要通过肝脏P4503A4酶代谢。

免疫抑制剂的作用机制有哪些？

（1）糖皮质激素通过特异性的抑制巨噬细胞、T细胞等淋巴细胞的活性以及抗原递呈细胞的功能以干扰细胞内信号转导，抑制同种异体免疫反应及炎症反应。

（2）环孢素A作为钙调磷酸酶抑制剂，选择性作用于T细胞，抑制细胞内信号转导，阻断T细胞的活化与增殖。

（3）FK506作用机制与环孢素A相似，抑制钙调磷酸酶活性，进而抑制T细胞特异性的转录因子的活化及白介素类细胞因子的合成，抑制淋巴细胞增殖。

（4）西罗莫司结构与FK506相似，作用机制不同，西罗莫司主要通过对mTOR的抑制，对共刺激通路和细胞因子依赖的T细胞产生干扰，干扰淋巴细胞增殖。

（5）霉酚酸类：霉酚酸是吗替麦考酚酯与霉酚酸钠肠溶片的有效成分，霉酚酸通过抑制嘌呤合成，使细胞分化停滞，从而选择性抑制了淋巴细胞增殖。

（6）咪唑立宾通过抑制核酸的嘌呤合成途径可对淋巴细胞产生选择性抗增殖作用。

（7）兔抗人胸腺细胞球蛋白/兔抗人T-细胞系淋巴母细胞免疫球蛋白（ATG）与抗人T-细胞猪免疫球蛋白（ALG）机制相同，可选择性作用于T淋巴细胞，清除循环T细胞，从而干扰抗原识别。巴利昔单抗通过阻滞IL-2受体干扰细胞间信号转导、阿仑珠单抗通过清除T和B淋巴细胞阻止抗原识别和抗体产生、利妥昔单抗通过耗竭B淋巴细胞阻止抗体产生。

免疫抑制剂有哪些毒副作用？

不同的药物有不同的副作用，但这并不意味着每一个患者服药后都会出现这些副作用。患者需要了解不同药物的常见副作用，以便可以在发生副作用时及时调整，以便减轻或缓解副作用。

（1）激素类药物：产生的不良反应，由于个体代谢水平的不同，个体差异较大。主要不良反应有：长期大剂量应用可引起外貌的改变，向心性肥胖，多毛，易生痤疮，水钠潴留。使胃炎发生及十二指肠溃疡出血穿孔的风险增加。儿童应用引起发育迟缓，易使老年人造成骨质疏松，发生病理性骨折的风险增加。使感染风险增加，造成伤口愈合不良等。

（2）环孢素A：最主要的副作用是肾毒性，损害与使用剂量呈相关性，可导致血清肌酐增高，肾小球滤过率下降；消化系统不良反应，如厌食、恶心、呕吐；牙龈增生，肝毒性；使血糖增高，糖耐量降低，可导致移植后糖尿病，高血压、血脂代谢异常、神经毒性等。

（3）FK506：不良反应与环孢素A相似，如肾毒性、消化系统不良反应，但神经毒性明显，较少引起血脂代谢异常及高血压，不会发生肥胖多毛等外貌表现。

（4）西罗莫司：肾毒性较低，主要引起高脂血症，包括高胆固醇血症和高甘油三酯血症，还可引起贫血，血小板减少及白细胞减少，与剂量相关。

（5）吗替麦考酚酯：主要有胃肠道毒性。临床上腹痛、腹泻、恶心呕吐等症状常见，如调整剂量、与食物同时服用不能改善症状时需停药，改变免疫抑制方案。骨髓抑制，主要可表现为贫血。致畸作用，可导致胎儿畸形，孕妇流产。感染，肿瘤。

为什么免疫抑制药物需要进行浓度监测？

免疫抑制药物通过抑制人体的免疫系统，使人体免疫力与异体的移植物之间保持平衡，以降低术后发生排斥反应的几率。

由于免疫抑制剂在人体的吸收、代谢具有很大的个体差异，不同的患者服用相同的药物血药浓度并不相同。只有通过药物浓度的监测，才能够合理调整药物剂量，确保药物浓度处于有效的安全范围，既能减少发生排斥反应，同时避免药物剂量过大发生毒副反应。

临床上需要监测药物浓度的免疫抑制剂有：环孢素A、FK506、西罗莫司，这些药物具有治疗窗狭窄、药物动力学个体差异较大等特点，需要通过浓度监测进行个体化给药。

环孢素A：其药物浓度受到年龄、性别、肝肾功能、其他药物、饮食等多种药物影响，常规需要监测早晨服药前的药物谷浓度（C0）与服药2小时后的峰浓度（C2）。

FK506：FK506是脂溶性药物，不易通过胃肠道吸收。进食及食物的种类都会影响药物的吸收。一般需在早晨监测一次，即用药12小时后的药物谷浓度。

西罗莫司：有效药物浓度范围窄，用药后个体差异大，肝肾功能、年龄、合并用药等均会影响药物代谢。一般也是监测用药12小时的谷浓度。

为什么术后需要服用很多药物？

术后免疫抑制剂是必须服用的药，为了保证疗效并减少毒副作用，一般采用联合用药，3~4种药物。

尿毒症患者，常常伴有不同程度的高血压。有的患者术后血压可以恢复正常，而有些人血压仍处于高水平，为了更好的保护肾功能，降低发生心血管事件的风险，需要服用降压药物，将血压控制在目标值。降压药物种类繁多，应根据医嘱选用不同的药物。

由于手术应激、糖皮质激素的应用、药物副作用等原因，有些患者术后可出现血糖升高，当患者血糖控制不佳时，需要加服降糖药物，控制血糖。若口服药物改善效果不佳，可皮下注射胰岛素。

术后由于药物的应用，很多患者可伴有肝功能异常如高胆红素血症、谷丙转氨酶异常、谷草转氨酶异常，需服用保肝利胆药。

为避免药物对胃的刺激，服药时需同时服用胃黏膜保护剂。

慢性肾衰竭患者往往术前已伴有肾性贫血，术后应用免疫抑制剂可对造血系统产生抑制，加上术中失血、术后营养消耗等原因，贫血情况加重。需要服用铁剂、维生素B、叶酸等改善贫血，甚至需要定期皮下注射药物，以维持正常的血色素水平。

患者术前常合并各类代谢功能异常如血磷、血脂、血钙异常，继发性甲状旁腺功能亢进等。术后需要酌情服用钙剂、调脂类药物。

此外，肾移植术后的患者由于服用免疫抑制剂，免疫力低下，较常人更容易发生细菌、真菌、病毒等感染，需遵医嘱服用抗生素、抗病毒等药物。

所以术后可能服用多种药物，不同药物各司其职，需要患者正确看待。上述药物并不是所有患者均需要服用，用药时需遵循医嘱、科学用药。

为什么同一种药物会有不同的名字？

我们说的某一种药物是根据其药物成分分类，其称呼可分为商品名与通用名。通用名是药物的通用名称，而不同生产厂商生产的药物常常有着不同的商品名。这就造成了某种药物会有很多不同的名称。

比如FK506/他克莫司/普乐可复是同一种药物，FK506为实验室命名，他克莫司为通用名，而普乐可复为商品名。

不同的药物有不同的剂型、外观，患者需要认识每一种药物的颜色、形状、大小，服用药物时要仔细识别，避免误服。

如何合理服用免疫抑制药物？

免疫抑制剂对肾移植患者的重要性毋庸置疑，为了使免疫抑制药物发挥最佳作用，减少不良反应的发生，患者需要学会合理服用药物。

按时服用药物：泼尼松一般于早晨6点服用，符合人体激素波动水平。环孢素A、FK506、霉酚酸类药物，需每日服用2次，一般为早晚8点，如缓释剂型，选取每日上午8点。固定每日服药时间，可设置闹钟提醒。

服用时注意：与其他药物分开服用。一般需在饭前1小时或饭后1~2小时温水送服，减少食物对免疫抑制药物吸收的影响。

避免漏服药物，药物剂量要严格按照医生的调整方案，禁止随意停药、加减药物。

定期检测药物浓度，如环孢素A、FK506、雷帕霉素，做好记录、保持与医生沟通。

如出现恶心、呕吐、腹泻、漏服药物等情况，需加服药物，并进行药物浓度监测，不可轻视。

特殊类型肾移植

再次肾移植与第一次肾移植有关联吗？

是的，再次肾移植的成功与否与患者第一次肾移植有很大关联。

首先，如果患者第一次肾移植是因为排斥失败，则再次肾移植发生急性排斥的风险要高于第一次。

再次肾移植，手术部位的选择受限，如不是首次肾移植失败近期进行的二次移植。这二次移植的部位常常会选择另一侧髂窝。如果进行第三次以上的移植手术，则手术部位的选择条件将会更加苛刻。

患者由于首次肾移植术后免疫抑制剂的应用及多次手术的打击，身体情况一般较差，术前需更好的改善患者的心肺功能营养条件，及水、电解质平衡。

患者进行再次肾移植的大排斥风险增加，所以需强化免疫诱导，进一步增加了患者术后发生感染的风险，对术后的护理及治疗方案的选择提出了更高的要求。

哪些儿童适合进行肾移植手术？

适应证：经过内科进行保守治疗，肾功能持续恶化的终末期肾病儿童均可以行肾移植术。如先天性遗传性肾病、溶血性尿毒症综合征、继发性肾病、慢性肾小球肾炎、慢性肾盂肾炎、血管性肾病。

禁忌证：儿童肾移植的禁忌证与成人类似。绝对禁忌证：全身严重感染、恶性肿瘤、心肝肺等功能严重障碍；相对禁忌证：重度营养不良、活动性肝炎、活动性结核、活动性肾病、胃肠道溃疡、局限性肾脏肿瘤。

儿童想进行肾移植，多大年龄适合呢？

儿童肾移植指受者年龄在14岁以下的肾移植。

儿童与成人不同，处于生长发育的关键期，且肾移植后的患儿生存率都远大于透析者，所以肾移植术仍是终末期肾病儿童的最佳选择，需尽早进行移植。

接受活体供肾的患儿生存率高于尸体供肾，小于2岁的患儿移植肾存活率较低。所以低于2岁的患儿尽量采用腹膜透析，待智力发育完善后再行肾移植术。而2岁以上的尿毒症患儿宜尽早行肾移植术。

儿童肾移植有哪些特殊性？

儿童发生肾衰竭的原因多为先天性肾病，与成人尿毒症不同。儿童免疫系统处于活跃期，发生急性排斥的概率明显高于成人。儿童肾移植的特殊性，也与其特有的生理解剖结构有关，使得移植手术难度增加。儿童的血管壁脆弱、血管管径细、管壁薄，术中血管吻合操作难度大大增加，而细小的血管也使得术后相关并发症如移植肾小管坏死、移植肾功能延迟恢复增多。用药方面，儿童对一些免疫抑制剂的代谢与成人不同，维持一个合理的药物浓度难度增加。术中、术后某些药物的副作用对儿童产生损害，有可能是永久性的，会影响其生长发育。

儿童肾移植有哪些严重的并发症？

与成人不同，儿童肾移植患儿术后最严重的并发症是移植肾血管血栓形成，其发生率较成人高。

通常，诊断移植肾血栓的手段最有效的是血流多普勒超声检查。患儿的年龄越小，发生移植肾血栓的几率越高，且几乎都会造成移植肾失功。

老年肾移植有哪些特点？

老年肾移植一般是指移植受者年龄≥60岁，而高龄本就是肾移植手术的一个危险因素，以前认为年龄≥60岁是肾移植的绝对禁忌证。

老年患者身体各器官较成年人已经老化，需要对全身情况进行详细评估，维持良好的心肺功能，调理血压、血糖、血脂，术前最好再次进行评估。

老年患者进行肾移植手术，术后的死亡率、并发症的发生率要高于中青年。

老年患者由于免疫系统功能衰退，机体抵抗感染的能力减弱，术后应用免疫药物之后，发生感染的概率增加。但是发生感染后的临床症状可能不明显，但病情危重，且对药物治疗的反应差。

老年患者术后心脑血管等并发症多，对术后血压波动、贫血的耐受性差，如果术后肾功能恢复不良，易发生心脑血管意外而危及生命。

老年患者罹患尿毒症后，代谢废物对机体各系统的损害明显，心、肝、肺等功能储备少，对术后应用的药物耐受性差，容易出现药物毒性反应。而术后需要使用的药物种类多，容易出现药物的相互作用，影响免疫排斥药物的药物浓度。而老年人随着年龄增长，身体代谢率变缓，对免疫的药物代谢也变缓，决定了其使用免疫抑制药物的剂量需相应调整。一般所需剂量较成年人低，取成年人的下限。并对药物浓度进行严密监测，及时调整治疗方案。

老年患者肾移植术后由于免疫功能的减退，发生移植肾排斥反应的机会反而较青年人少。但是感染、肿瘤、发生心脑血管疾病的发生几率明显增加，所以移植肾功能的减退并不是其死亡的主要风险。

哪些老年患者适合进行肾移植手术?

高龄患者想要进行肾移植术，需进行全面考虑，权衡肾移植术与透析治疗的利弊。

适应证：对于身体基础条件良好，无严重的心脑血管疾病、无肝功能异常、无肺部炎症，可考虑进行肾移植手术。

禁忌证：明显心功能不良、心胸比>0.5、既往心脑血管意外；近期发生过心力衰竭、严重肝病、肝硬化、严重糖尿病患者，这些患者术后难以耐受免疫抑制药物的不良反应；肺功能差，B超显示双侧髂血管严重动脉粥样硬化的患者。

老年患者免疫学有哪些特点?

老年患者机体的免疫功能较年轻人显著减退，主要是因为胸腺的退化及免疫细胞的老化。

T细胞分化减少，输入淋巴结和脾脏胸腺依赖区的T细胞减少。60岁以上的患者外周T淋巴细胞数量仅为年轻人的70%，所以老年人肾移植术后发生急性排斥反应的几率减少。

老年患者体液免疫反应降低，主要不是因为B细胞减少，而是由于接受抗原刺激后缺乏增生和分化，使抗体产生减少。

老年患者的免疫功能降低有其两面性，一方面减少了肾移植术后排斥反应的发生，另一方面增加了术后感染及肿瘤发生的风险。

老年患者接受肾移植后激素的应用需要注意哪些问题?

老年患者因为年龄的增长造成骨质疏松，加上肾功能衰竭造成的钙磷代谢失调，术后激素冲击治疗及长期激素治疗后，使其发生骨折的风险大大增加。需定期进行骨密度测量，补充钙剂，生活中避免跌倒。

老年人机体储备弱，经历肾移植术后机体应激加上激素冲击治疗，增加了发生应激性溃疡、消化道出血的风险，需要密切观察患者术后生命体征，应用质子泵抑制剂等。

老年患者术后应激、应用激素、应用药物可能导致血糖控制不佳，造成感染、伤口愈合不良等风险，需应用胰岛素控制血糖。如术前已有糖尿病，需避免发生酮症酸中毒。

老年患者肾移植术后应用免疫药物有哪些特点？

老年人术后出现排斥反应的几率小，但是如果出现排斥反应，则移植物丢失及死亡率大大高于青年人。

环孢素A、FK506等免疫抑制剂的代谢主要通过肝脏P450酶途径，老年患者肝脏中P450酶活性降低，所以药物容易在体内蓄积，容易发生药物中毒反应。所以老年肾移植患者免疫抑制剂的用量要取青年人的低值。

环孢素A、FK506等免疫抑制药物浓度个体化差异大，且在老年患者中的治疗窗很窄。所以对老年受者，需更加严密的监测血药浓度，及时调整免疫抑制剂的种类及剂量，个体化用药，预防和减少药物中毒的发生。

应用皮质激素时，老年受者更容易发生感染、骨折、药物性糖尿病等并发症，所以术后甲泼尼龙冲击应用的剂量应相应减少，口服药物应尽早减量维持低剂量。

什么是胰肾联合移植？

胰肾联合移植是指在胰腺移植前或胰腺移植的同期植入肾脏。大家都知道，肾脏移植的目的是为了治疗终末期肾病。而胰腺移植则是为了治疗糖尿病，将具有活力的胰腺移植给受者，以期获得胰腺分泌功能，摆脱服用降糖药物及对胰岛素的依赖。所以，胰肾联合移植，则是治疗终末期糖尿病肾病及糖尿病合并尿毒症的理想手术。

哪些患者可以行胰肾联合移植？

适应证：胰肾联合移植受者一般为尿毒症合并糖尿病的患者，通过维持性透析、注射胰岛素缓解病情，尤其是出现下列状况：严重视网膜病变，治疗无效；胰岛素治疗难以控制血糖，难以治疗的酮症酸中毒；需要大剂量胰岛素才能控制血糖；伴有严重的神经性病变，疼痛难忍。

禁忌证：年龄<18岁或合并有严重的心脏病，肝功能、肺功能不全；糖尿病伴有酮症酸中毒尚未纠正；一般情况差，无法进行正常活动，不能耐受手术的患者；伴有精神异常、严重感染、肿瘤患者。

胰肾联合移植有哪些特点？

糖尿病是具有遗传倾向的内分泌代谢疾病，由于身体中的胰岛素绝对或相对不足造成机体对糖、蛋白质、脂肪的代谢障碍。主要表现为血糖升高，伴有脂质、蛋白质的代谢异常。病情严重者可发生酮症酸中毒或高渗性昏迷，如不及时治疗可危及生命。

糖尿病患者，糖尿病的类型、病情的长短、轻重差异，都与胰肾联合移植术后病情的恢复及预后有很大关系。术前须详细询问病史，确切诊断糖尿病的类型，糖尿病并发症发生、发展的程度，手术中才能够做好相应的控糖处理。糖尿病显著增加了移植手术的危险性和复杂性，术前做好充分的思想准备、术中做好监测、处理。

长期的血糖升高可导致全身微血管及大血管病变，患者往往伴有各种慢性并发症如高血压、心脑血管病变。而既往史中伴有心绞痛、心肌梗死、脑卒中等心脑血管事件及伴有糖尿病足或下肢坏疽的患者，术后的猝死率也大大增加。所以，进行移植手术的糖尿病患者，术前必须严格评估心血管病变情况，不可浑水摸鱼，避免移植术后因血管事件造成移植物丢失，甚至患者发生生命危险。

移植手术是一个巨大创伤的手术，术中应激以及麻醉药物、大剂量糖皮质激素的应用，会使血糖升高，因此，麻醉时应合理选择诱导及维持的药物，控制好麻醉深度。术前、术中使用胰岛素，尽量把血糖维持在稳定水平。根据血糖变化，及时调整胰岛素的使用，避免低血糖的发生。

糖尿病还会伴有凝血因子含量增高、活性增强，使机体处于高凝状态，血小板、红细胞集聚性增强，血液黏稠度增高，当伴有微小血管病变时，这些异常更为显著。血液黏稠度增高，将会影响移植器官微循环的有效灌注，造成器官局部缺血、缺氧。血流减缓易生成血栓，进而导致器官功能障碍，造成严重的后果。因此，行胰肾联合手术前，应常规采取抗凝治疗，以降低血液黏稠度、改善血液流动，防止血栓形成。术后密切监测凝血功能，根据凝血功能的变化及时调整抗凝药物的剂量，平衡好凝血与出血。

胰肾联合手术，手术持续时间长、手术创伤大，机体处于持续应激状态。糖、脂肪、蛋白质的代谢异常，造成组织处于分解代谢状态，容易并发代谢紊乱和营养不良，要做好营养支持。

糖尿病合并尿毒症患者手术后的外科并发症明显高于单纯的心、肝、肾等移植，且外科并发症成为了胰肾联合移植手术失败的主要原因。术后提高移植物存活关键在于预防胰腺外分泌的相关并发症，术后胰腺炎及胰漏的发生、腹腔感染都可能会导致移植胰丧失。

胰肾联合移植术后常见并发症有哪些？

术后出血：常见原因如术中止血不彻底、术前抗凝治疗过量、移植胰胰腺炎、局部感染。并发腹腔出血时，需调整或停止使用抗凝药物，但一般不应用抗凝药物，避免形成血栓。保持足够的输液，维持器官正常灌注，控制血压稳定，必要时输血。如凝血功能异常可以适当输注血小板、新鲜血浆。如果保守处理无效，应行急诊探查，及时处理。

移植胰胰腺炎：是术后最常见的并发症，与手术损伤、缺血再灌注损伤、肠液反流、排斥反应、感染、术后不当进食有关。可表现为移植部位腹壁疼痛、腹胀、压痛，血、尿淀粉酶明显升高。避免术后移植胰胰腺炎，需要注意胰腺切除手法、缩短胰腺损伤、保持胰周引流通畅；移植术后需禁止饮食，采用全胃肠外营养，限制蛋白、脂肪入量；选用胰外分泌抑制剂如生长抑素、奥曲肽等治疗；治疗腹腔感染；如有胰腺炎，应及时手术处理，清理坏死组织、充分引流。

胰漏：供胰修剪时损伤胰腺、移植胰胰腺炎、排斥反应、血流灌注障碍、移植胰周感染、胰液流出道狭窄或梗阻，均会导致胰漏，可形成假性胰腺囊肿或胰瘘。如发生胰漏，应禁食、应用全胃肠外营养支持、予胰液分泌抑制剂，充分引流胰周积液。轻度的胰漏在充分的引流情况下大多可自行闭合。长期不愈形成瘘管者，应进行相应检查明确瘘管情况，做相应的外科处理。

肝肾联合移植有哪些特点?

肝肾联合移植是治疗终末期肝病合并肾衰竭的有效手段。随着技术的发展，肝肾联合移植逐渐得到推广并取得了良好效果。

在肝肾联合移植中，移植肝对移植肾具有免疫保护作用，移植肾发生急性排斥反应的概率降低。

DCD肾移植

什么是DCD肾移植？

DCD（donation after cardiac death）即为心死亡供者，指公民在心脏死亡后进行的器官捐献，以往也称无心跳器官捐献（non-heart beating donation，NHBD）。DCD的规范化应用可进一步扩大供肾来源，增加移植手术例数，挽救更多濒危患者的生命。

目前，国际上通常采用1995年荷兰Maastricht（马斯特里赫特）国际会议定义的DCD分类标准。

Maastricht分类：

Ⅰ类：入院前死亡者，热缺血时间未知。属于“不可控制”类型。

Ⅱ类：心肺复苏失败者，这类患者通常在心脏停跳时给予及时的心肺复苏，热缺血时间已知。属于“不可控制”类型。

Ⅲ类：有计划地撤除心肺支持治疗后等待心脏停跳的濒死者，热缺血时间已知。属于“可控制”类型。

Ⅳ类：确认脑死亡的患者发生心脏停跳，热缺血时间已知，属于“可控制”类型。该类中的特殊类型：已诊断患者脑死亡，但家属不能接受心脏未停跳情况下进行器官捐献。在这种情况下，以心脏停跳供者捐献方式实施捐献，即撤除呼吸机，待心脏停跳后再进行器官获取。

什么叫控制型和非控制型DCD？

控制型DCD是在病情不可逆、呼吸机依赖和家属知情同意等前提下，主管医师同意停止一切治疗（主要是撤除生命支持手段，包括停止呼吸机）后进行。OPO（organ procurement organization，OPO）人员在另一间守候。心跳停止后再过3~5分钟宣告供者死亡，然后开始器官切取手术。

非控制型DCD由于心跳停止时间的随机性，当器官获取组织人员紧急介入时，供者多有不同程度的热缺血损伤，所获器官质量较差，移植后并发症发生率高。

一项DCD移植需要哪些人员参与？他们是如何工作的？

DCD工作组人员包括：捐献者的主管医生，器官捐献协调员，人体器官获取组织（Organ Procurement Organization，OPO）成员及手术、麻醉等相关辅助人员，医院器官捐献委员/医院器官移植伦理委员会成员等。上述人员组成DCD工作组，共同参与DCD实施过程，各尽其责，分工协作，共同讨论协商决定关键操作程序。

（1）捐献者的主管医生：参与除器官切取以外的整个捐献过程。主要负责：发现潜在捐献者，初步评估潜在捐献者是否符合捐献条件；负责告知家属患者的病情，在家属提出终止治疗意愿后，联系器官捐献协调员，提交潜在捐献者的基本资料；协助器官捐献协调员，与家属共同探讨器官捐献事宜；与家属协商决定撤除心肺支持治疗，并具体实施，确认并宣布捐献者死亡；捐献前对捐献者进行必要的医疗干预，以尽量维护好相关器官功能；填写DCD相关记录，组织回顾病例等工作。

（2）器官捐献协调员：主要负责与捐献者主管医生沟通，与家属共同探讨器官捐献事宜，获得捐献知情同意等法律文件，协助家属处理善后事宜，缅怀纪念等相关事宜。器官捐献协调员由国家器官捐献管理办公室负责培训，并认定资质。器官捐献协调员持证上岗。

（3）OPO小组：主要负责器官切取，器官功能评估，遗容恢复等工作。不参与死亡判定及撤除心肺支持治疗过程等工作。

（4）医院器官捐献委员会/医院器官移植伦理委员会：监管与捐献相关的法律文件是否完善、捐献过程是否符合知情同意原则；监督DCD上报病历，备案管理。

（5）其他相关人员：包括器官切取所需麻醉师、手术室工作人员等，主要协助OPO小组完成器官切取工作。

DCD器官捐赠者一般应具备哪些条件？

评估器官捐献者应满足以下条件：

（1）捐献者身份明确。如下情况一般不予考虑：在被拘捕或羁留于政府部门期间死亡、在精神病院内发生的死亡个案、中毒导致死亡、与医院有医疗纠纷、死亡原因需要公安司法部门进一步调查等等；

（2）直系亲属全部知情同意；

（3）年龄一般不超过 65 岁，具体视器官功能而定，年龄不是绝对限制条件；

（4）无人类免疫缺陷病毒（HIV）感染；

（5）无药物滥用、无静脉注射毒品、无同性恋或双性恋等高危活动史；

（6）无恶性肿瘤病史，但部分中枢神经系统肿瘤和一些早期的恶性肿瘤在经过成功的治疗后可以考虑；

（7）无活动性、未经治疗的全身性细菌、病毒或者真菌感染；

（8）血流动力学和氧合状态相对稳定；

（9）捐献器官功能基本正常。

谁来签署DCD供体的知情同意书？

患者直系亲属是指患者的配偶、成年子女、父母，或患者通过法律途径正式授权的委托人。器官捐献需要获得上述所有直系亲属或委托人的书面知情同意，如果家属中有一方反对器官捐献，即使潜在捐献者生前有捐献意愿，也不应进行器官捐献。

DCD 供者器官评估应包括哪些方面？

应综合评估供者及供者器官的特点，评估内容包括供者的年龄、身高、体重、死亡原因、重症监护时间及治疗过程等，以及供者器官的质量、热缺血时间等。必要时可行病理检查，如有条件，可结合机械灌注、微量透析技术及零点穿刺病理活检等手段，进行器官评估，以保证移植器官的质量与受者的安全。

供肾的临床评分主要是根据Nyberg供肾评分系统进行评估，评估指标包括供者年龄、高血压病史时间、肌酐清除率、HLA错配数和是否死于脑血管疾病等变量的计分，将供肾分为 4 个等级：A级，供肾质量最佳；B级，供肾质量良好；C级，供肾质量中等；D 级，供肾质量较差。本移植中心的经验是一般不采用 D级供肾。

DCD供肾会出现哪些术后并发症？医师一般会有哪些建议？

DCD供肾肾移植术后，移植肾肾功能延迟恢复（DGF）发生率较高，且DGF治疗过程中容易出现排斥反应、免疫抑制剂中毒、脑卒中等并发症，我们建议应用多克隆抗体进行诱导治疗，降低钙神经蛋白抑制剂的用量，并预防性应用活血抗凝药物。

DCD 供肾肾移植术后围手术期内感染发生率较高，可能是由于供者长期卧位、昏迷、低蛋白血症、全身感染等情况造成菌血症或脓毒血症，在条件允许的情况下，我们在供肾摘取前会对供者的血、痰、尿等标本进行病原学培养及药敏试验，选择敏感药物进行治疗，待感染控制后再进行供肾摘取术，同时受者围手术期内应加强抗感染治疗，预防输入性感染。

由于供肾切取前DCD供者常出现低血压，大量应用肾上腺素、去甲肾上腺素等血管活性药物会导致供肾质量明显下降，如果移植肾功能延迟恢复时间较长，同时出现难治性感染或其他致命的并发症，我们建议应果断切除移植肾，确保患者生命安全。

什么是ECMO技术？它在DCD肾移植中提供了哪些帮助？

在DCD肾移植中，为了改善供肾质量，有很多新技术被临床采纳使用，例如体外膜肺氧合（ECMO）技术。它开始应用于可逆的心脏或呼吸衰竭患者，能为传统机械通气失效的患者提供暂时循环支持和氧供应，现被我们用于维持潜在移植器官的血氧供应。

其步骤是经股动、静脉插管，导管和血氧合器、热量转换器和无搏动滚轮泵连接；将球囊导管插入胸主动脉降支使血液流向腹部器官；停止生命维持治疗后，球囊膨胀并开始常温ECMO灌注。灌注液在体外进行氧合，根据动脉血气分析和血清离子浓度，调整灌注参数。患者进入手术室后，经动脉导管进行移植肾的原位低温灌注，进行供肾切除术。

ECMO主要用于非可控DCD，其优点有：

（1）灌注参数易于调控，取肾前可对肾功能进行评估，降低DGF的发生率，缩短住院时间，减轻患者经济负担；

（2）允许家属参与生命结束护理，减少因心脏死亡延迟导致情绪伤害；

（3）允许再循环血流进行气体交换，为移植肾提供暂时的常温血液和氧供应，缩短了热缺血时间，提高移植肾的功能和存活率。有研究发现经ECMO处理后可控DCD肾存活率与传统脑死亡肾移植相近甚至更高。

（4）DCD腹部器官处于稳定的低温状态，利于器官保存。

然而，推广ECMO需要解决一系列问题：费用高，对潜在的DCD供者的认定标准存在差异，医护人员使用该设备的技术是否熟练等。经过不断改进，它将在我们今后的工作中进一步发挥其重要作用。

DCD肾移植与尸体肾移植比较有哪些风险？移植效果如何？

公民心脏死亡后器官捐献因供者一般存在严重颅脑损伤或心脑血管病变或伴发有器官功能不全，且有重症监护室治疗过程，术后出现移植肾功能延迟恢复（DGF）甚至移植肾原发性无功能（PNF）的危险度明显增加。国内报道69例DCD肾移植后DGF发生率为29%，相较传统尸体肾移植组DGF 发生率（13.8%）差异有统计学意义。但在术后6个月和1年受者存活率与移植肾存活率等指标方面，两组比较差异没有统计学意义，均能取得较好的近期存活效果。

如何减少DCD肾移植DGF发生率？

肾功能延迟恢复（DGF）诊断标准：患者肾移植术后第一周内需要血液透析治疗，或虽未经血液透析治疗，但术后第7天血肌酐值仍>400μmol/L。以停止血液透析的需要作为DGF恢复的标准。

研究表明，供者年龄>40岁、高血压病史、冷缺血时间>24小时、捐献前血肌配水平>115μmol/L是影响DGF的独立危险因素。

在临床工作中，我们优先选择可控制型心脏死亡供者，供肾热缺血时间和冷缺血时间相对较短；在器官捐献前的过渡期，我们尽力对潜在供者实施医疗干预，如积极纠正低蛋白血症，采取维持血压、尿量和氧合状态等措施，尽量保持潜在供体器官状态良好，为移植提供保障。

DCD捐献的器官临床都会使用吗？供肾质量不好会不用吗？

DCD器官取得后，医生会进行严格的评估，如果评估指标不合格，将果断弃用。供肾弃用标准：获取前供者肌酐清除率低于70ml/min，供肾热缺血时间超过60min，低温机器灌注保存结束时供肾流量低于60ml/min及阻力大于0.6mmHg/（ml·min），活检发现明显肾小球硬化或中度以上血管、肾小管和间质病变。通过上述评估，尽量保证移植的成功率，并且避免DGF等严重并发症的发生。

DCD肾移植术后感染的风险为什么比尸体供肾来源高？临床会如何处理？

DCD供体可能会有较长的一段时间在ICU接受治疗，面临多重感染的风险，移植后可能传播病原体给受者，造成受者获得性感染的发生率较传统的尸体供者明显增多。DCD供体由于脑外伤、脑血管疾病等原因出现脑死亡后伴发儿茶酚胺风暴，全身循环不稳定，易出现组织脏器的缺血缺氧，因此，使用DCD供肾移植术后DGF发生率较高。DGF比率的增加，从而加大了免疫诱导用药使用范围和使用时间，特别是T细胞清除剂的大量使用使得肾移植患者处于获得性低免疫状态，增加了机会性感染的风险。可能感染的细菌种类中，比较常见的主要包括大肠埃希菌、屎肠球菌、鲍曼不动杆菌、肺炎克雷伯菌、铜绿假单胞菌、金黄色葡萄球菌等，其他机遇性病原体如巨细胞病毒、卡氏肺孢子虫、真菌感染和结核感染在各临床中心均有病例报道。肾移植术后感染治疗的周期长、效果差，严重者甚至导致患者死亡。

针对不同类型的感染，我们首先会减少或者停用免疫抑制剂，早期以停用麦考酚酸类药物，同时CNI类药物减半或者减至 1/3，若减药后出现持续发热、胸闷气喘加重、肺部 CT 提示病变进展等表现则立即停用所有免疫抑制剂。先期经验性给以广谱抗革兰阴性菌的药物、抗病毒药物及抗真菌治疗，同时口服磺胺甲氧嘧啶抗卡氏肺囊虫。并给予小剂量糖皮质激素抗炎，促进肺部感染吸收、防止后期肺纤维化，重建机体的免疫力，必要时给以免疫球蛋白进行治疗。

鉴于与活体亲属供肾、尸体供肾来源的不同，临床上高度重视DCD供体原发病的诊治过程中的感染因素，加强器官获取、修整、移植、术后生物制剂剂量大小及受者的免疫状态等环节因素。移植术后，应重视多重耐药菌的防治，早检查、早预防、早治疗是关键，高危患者应尽早综合防治感染。肾移植术后感染可能进展极快，病原学指标及影像学检查必须及时复查，根据患者症状、体征变化及检查结果，所有的药物调整必须分秒必争。

未成年人的DCD肾脏可以在临床上使用吗？

未成年人的DCD肾脏可以在临床上使用。但需经过严格的医疗评估。供者体重<1.5kg时，不推荐使用；1.5kg<供者体重<2.5kg 时，手术难度高，并发症多，不推荐使用，对于手术技术成熟、术后管理条件好的单位，可考虑行双肾同时移植给儿童或体重较低（<50kg）的未致敏成年人；2.5kg<供者体重<5kg 时，建议将双肾同时移植给体重较低（<15kg）的儿童；5kg<供者体重<15kg、供肾长径<5cm时，建议将单肾移植给体重较低（<15kg）的儿童或双肾同时移植给体重较低（<50kg）的成人；15kg<供者体质量<35kg、供肾长径>5cm时，建议将单肾移植给儿童或体重较低（<50kg）的成人，或双肾同时移植给普通成人；供者体重>35kg、供肾长径>8cm时，建议将单肾移植给普通成人；5cm<供肾长径<8cm 时，建议供、受者体重比在5 ：1以内的可行单肾移植，在7.5 ：1以内的可行双肾同时移植。

儿童供肾肾移植的临床经验表明，较大儿童供者能获得与标准供者相当的临床疗效；即使对于低龄儿童供者，通过积极的维护、适当的供受者匹配、精细的手术技术及围手术期管理、密切的随访，也能取得较好的远期效果。

肾移植患者的生育问题

为什么肾移植是改善慢性肾衰患者生育能力最佳手段？

慢性肾衰患者伴有性腺受损和不育，提示下丘脑-垂体-性腺轴的功能紊乱，同时尿毒症的毒素等代谢产物直接作用于性腺器官。对男性患者，毒素对睾丸的损害会影响生精系统，破坏精子的发生、发育，导致男性尿毒症患者的“继发性”不育；对于女性患者，导致卵巢功能低下、月经紊乱，甚至育龄期停经而导致不孕。

维持性血透虽可改善尿毒症患者的部分临床症状，但对于生育力无明显改善，这与其不能完全纠正尿毒症引起的代谢紊乱，亦不能代替肾脏的内分泌功能，更不能完全清除体内毒素有关。

成功的肾移植术后，受者肾功能指标很快降至正常，体内有毒代谢产物也逐步清除，内分泌功能得到改善，毒素对男性患者造成的睾丸损害也逐步恢复，性功能、性激素、精液质量、睾丸体积、睾丸组织形态以及生育能力明显改善。对于女性患者，月经和排卵功能逐步恢复，生育能力通常在术后6个月得到恢复。

肾移植后性生活一般可以在什么时候开始？有哪些注意事项？

成功的移植术患者开始正常的性生活应在移植术后3个月以上，当然不排除个体差异性。早期性生活不宜频繁，以不影响次日生活工作为宜，并应注意个人卫生。由于肾移植术后微量元素锌恢复较缓慢，建议男性患者应服用高锌施尔康。育龄妇女无生育要求必须采取有效的避孕措施。

肾移植术后女性患者如有生育要求，应注意哪些问题？

第一，肾移植的妇女有生育要求时，必须先进行医疗咨询，并尽量了解可能出现的问题，如流产、早产、妊高症、感染、发生排斥和新生儿的异常等，做好充分的思想准备，认真评估风险。

第二，多数学者认为，成功的妊娠一般在肾移植后肾功能恢复正常状态后的第3年左右为最多。过早的妊娠会加重肾脏负担，出现排斥，妊娠不易成功，并对孕妇有一定的危险。

第三，必须果断地决定肾移植孕妇是否终止妊娠，主要应根据两方面情况：一是产科方面，如出现重度妊高症、胎儿窘迫或胎膜早破等情况；另一方面，肾功能监测显示肾功能损害并逐渐加重，危及移植肾的功能和存活时，必须果断终止妊娠。

第四，肾移植妇女一旦妊娠，必须严密监护。包括肾功能、血压、巨细胞病毒和单纯疱疹病毒抗体、24小时尿蛋白定量、中段尿培养、孕期的B超，定期复查胎儿发育情况等。其他的感染包括风疹、弓形虫病、巨细胞病毒感染等，均能通过母体传给婴儿，应在孕前进行严格的常规筛查。

肾移植术后妊娠需满足哪些条件？

结合国内外经验，我们提出肾移植后考虑妊娠的标准为：

（1）年龄在30周岁以下；

（2）血清肌酐值<1.5mg/dl（133 μmol/L）；

（3）无高血压或轻微的高血压，经服药后能控制者；

（4）无高脂血症；

（5）无蛋白尿；

（6）全身一般情况良好，由于风疹、弓形虫病、巨细胞病毒等感染均能通过母体传给婴儿，应在孕前进行严格的常规筛查；

（7）B超检查移植肾无排斥反应迹象，无积水、结石或输尿管扩张；

（8）免疫抑制剂浓度及方案稳定；

（9）成功的移植术后2~3年，近1年内无移植肾排斥反应发生。

肾移植女性患者备孕期间免疫抑制剂应做哪些方面调整？

肾移植的妇女有生育要求时，必须先进行医疗咨询，对自身免疫抑制剂方案进行评估调整。

泼尼松：妊娠分类C/D（FDA分类）。妊娠期妇女使用泼尼松可增加胎盘功能不全、新生儿体重减少或死胎的发生率，动物试验有致畸作用，但目前对于移植患者没有更安全的药物可供使用，故建议小剂量维持，一般5~10mg/天。

硫唑嘌呤：妊娠分类D（FDA分类）。存在潜在的致畸风险。该药品有危害人类胎儿的明确证据；但在某些情况（如孕妇存在严重的、危及生命的疾病，没有更安全的药物可供使用，或药物虽安全但使用无效）下，孕妇用药的获益大于危害。一般小剂量维持，50mg/天。

环孢素A：妊娠分类C（FDA分类）。动物生殖研究显示，本品无致畸作用。但尚缺乏临床对于孕妇的对照试验，现有的器官移植受者的资料表明，与传统的治疗相比，本品对于患者的妊娠和分娩并无增加副作用的风险。一般建议每天剂量在3mg/kg以下。

他克莫司：妊娠分类C（FDA分类）。虽然妊娠分类C，但动物试验表明，他克莫司具有致畸作用，并且某些剂量还显示出对母体具有毒性，此药物可透过胎盘，故妊娠时禁用他克莫司。他克莫司能干扰口服避孕药的代谢，故患者应改用其他避孕方式。服用他克莫司的患者，备孕期间可考虑调整为环孢素A。

霉酚酸类药物：妊娠分类D（FDA分类）。有明确的致畸效应，可能对胎儿造成致命性伤害。患者在开始本类药物治疗之前、治疗期间以及终止治疗后6周都必须采取有效的避孕手段。要求妊娠者，必须停用至少6周后，才可以妊娠。

西罗莫司：妊娠分类C（FDA分类）。尚未在孕妇中进行此药物研究，但在动物试验中，西罗莫司对胚胎、胎儿有明确毒性，表现为死胎和胎儿体重减轻（同时伴有骨骼骨化延迟），但无畸胎出现。在西罗莫司治疗开始前、治疗期间和治疗停止后12周内，应采取有效避孕措施。

附：美国食品药品监督管理局（FDA）根据动物实验和临床用药经验对胎儿致畸相关的影响，将药物分为A、B、C、D、X五类。

A类：妊娠初3个月用药，经临床对照观察未发现药物对胎儿有损害，亦未发现在随后的妊娠期间对胎儿有损害。

B类：动物生殖实验未显示对胎儿有危害，但尚缺乏临床对照观察资料，或者动物生殖实验中观察到对胎儿有损害，但尚未在妊娠早期临床试验中得到证实。

C：在动物的研究中证实对胎儿有副反应（致畸或使胚胎致死或其他），但在妇女中无对照组或在妇女和动物研究中无可以利用的资料。药物仅在权衡对胎儿的利大于弊时给予。

D：对人类胎儿的危险有肯定的证据，但尽管有害，对孕妇需肯定其有利，方予应用（如对生命垂危或疾病严重而无法应用较安全的药物或药物无效）。

X：动物或人的研究中已证实可使胎儿异常，或基于人类的经验知其对胎儿有危险，对人或对两者均有害，而且该药物对孕妇的应用，其危险明显地大于任何有益之处。该药禁用于已妊娠或将要妊娠的妇女。

肾移植术后无生育计划的育龄女性为什么需要采取避孕措施？

女性尿毒症患者常出现下丘脑–垂体–性腺轴功能紊乱，伴有卵巢功能低下、月经紊乱，从而导致生育能力下降。在肾移植手术成功进行后，大多数育龄期的女性受者在移植肾功能恢复的同时，月经和排卵功能也逐渐恢复，但很多女性受者往往不了解这一生理特点，而认为肾移植术后月经未恢复或性生活少就不会发生怀孕，因而未采取有效的避孕措施，导致非意愿妊娠的发生。由于移植术后早期的计划外妊娠将给女性受者和胎儿带来难以想象的危险，发生先兆子痫、早产、低出生体重的概率明显上升，剖宫产风险增加，因此建议女性肾移植受者若无生育计划，应采取有效的避孕措施。

育龄女性患者的避孕措施有哪些？应如何选择？

常用的避孕措施有如下几种，患者应结合自身情况选择，确保有效。

（1）口服避孕药：建议服用小剂量雌-孕激素避孕，但此类药物可能产生水钠潴留，可引起或加重高血压。

（2）宫内节育器：不提倡使用宫内节育器，宫内节育器使用会增加肾移植患者的感染机会，且宫外孕发生率高。若患者移植前已使用宫内节育器，建议再采取另外一种避孕方式确保避孕有效。

（3）隔膜避孕器（安全套）：隔膜避孕器最安全，但需要使用者的依从性好。

（4）长效避孕药：置于皮下的长效激素类药物具有高效和易接受的特点，尚未正式在移植受者中试用，使用时应密切监护。

妊娠对移植肾有不良影响吗？

国外有针对孕期高血压与孕期移植器官功能丧失之间的关联性进行的研究，认为即使受者身患高血压但血清肌酐仍处于正常范围时，在妊娠状态还是有可能发生部分移植肾功能损失。结合我们中心的经验，移植术后妊娠风险存在众多因素。①女性妊娠后期肾脏负荷加重；②移植肾植入髂窝内，容易受到妊娠后期增大子宫的压迫，使肾脏生理负担进一步加重，可出现移植肾积水、蛋白尿、移植肾功能丢失；③少数移植受者妊娠分娩期间，可出现排斥反应、移植物功能不全或移植物功能丧失，这可能与移植肾超负荷工作相关。部分患者分娩后，移植肾积水可能好转，移植肾功能可以得到改善，但仍有患者分娩后移植肾功能进一步恶化，造成严重后果。

妊娠期间对母体可产生哪些严重并发症？

由于妊娠对于移植肾带来很大压力，继而，母体所面对的产科风险极大，常出现水负荷过重、高血压恶化、先兆子痫、早产、产褥期感染等情况，严重者可危及生命。母体自发性流产或人工流产，将增加移植肾排斥风险。若妊娠前或妊娠过程中已存在移植肾功能不全，则母体面临的风险将显著增加。

研究显示，在孕产期，移植受者高血压和贫血发生率可达60%，剖宫产和早产的发生率可达50%，先兆子痫的发生率可达40%，泌尿系感染和蛋白尿的发生率可达20%~30%，心力衰竭和肺部感染的发生率可达15%，糖尿病的发生率可达10%，总死亡率可达5%。

感染是肾移植术后最常见和严重的并发症。与普通非孕期患者不同，妊娠期无症状菌尿症需引起足够的重视，因为其中大部分可能会进展为肾盂肾炎，应尽早给予青霉素类和头孢菌素类抗生素治疗。

肾移植女性受者应对妊娠分娩的风险有正确的认识和评估，对生育采取慎重态度。若自身情况允许，生育要求强烈，应在产科、肾移植科、心内科等科室的医师共同监测下完成妊娠过程，减少胎儿与新生儿异常以及移植器官失功的发生，以确保受者自身、移植肾及胎儿的安全。

妊娠期间肾移植患者为什么要特别预防感染？具体应怎么做？

由于服用免疫抑制剂的原因，肾移植患者的感染风险较正常者高。慢性肾盂肾炎或反流性肾炎是导致终末期肾病的原因，肾移植患者由于输尿管膀胱再植、缺乏抗反流机制等解剖因素，存在相关的病变基础。免疫抑制剂可改变阴道环境，从而使病毒、细菌、真菌感染的风险增加，增加分娩时的产道风险。乙肝病毒易垂直传播，抗乙肝病毒免疫球蛋白及乙肝疫苗联合使用可有效防治乙肝病毒感染。肾移植2年后再妊娠，巨细胞病毒（CMV）病毒感染的概率降低，但一旦发生CMV感染后，胎儿有围产期死亡、致畸及脑发育迟缓风险，建议肾移植后妊娠妇女每3个月行1次CMV免疫学检查，包括DNA及抗体检测。建议肾移植后妇女每3个月行弓形虫检查1次。建议每个月行一次尿培养，无症状性菌尿应给予抗感染治疗2周。经临床评估，必要时可予预防性应用抗生素。

肾移植患者分娩，应采取哪种分娩方式？

移植肾位于髂窝内，并不阻碍产道，因此移植肾不会造成产道梗阻，若无产科原因，可自然分娩。但由于肾移植术前长期肾功能衰竭、长期透析，或长期使用糖皮质激素所造成的女性受者骨盆骨营养不良，而且妊娠过程中增大的子宫对移植肾有时可产生压迫导致肾功能损害，受者妊娠容易出现严重妊高症、胎儿宫内状况不良等原因，使剖宫产的比例增高。

肾移植术后分娩方式的选择主要是取决于产科的情况，如无产科剖宫产的指征，推荐阴道分娩。出现以下情况时可以考虑行剖宫产：①长期肾功能衰竭或长期透析，或长期使用糖皮质激素造成骨盆骨营养不良；②产道狭窄、畸形、头盆不称等；③中、重度妊高症，胎儿宫内窘迫、脐带绕颈；④移植肾受压或移植肾功能损害并逐渐加重等。

哪种情况下，肾移植患者应考虑终止妊娠？

为保证母体及移植肾的安全，有下列指征者必须终止妊娠：

（1）产科原因：如重度妊高症、胎儿宫内窘迫、胎膜早破、胎儿畸形及胎死宫内；

（2）发生排斥反应，肾功能严重损害并逐渐加重，危及移植肾存活；

（3）出现持续蛋白尿或蛋白尿进行性加重；

（4）合并泌尿生殖系统严重疾病等。

肾移植患者可以母乳喂养吗？

肾移植受者术后需长期服用免疫抑制剂，目前一般认为免疫抑制剂可通过乳汁对婴儿造成影响，但有关免疫抑制剂在母乳中的浓度差异很大。美国儿科协会支持服用泼尼松的母亲采用母乳喂养，但不支持服用环孢素的母亲母乳喂养。国外有研究表明肾移植女性受者在服用他克莫司期间母乳喂养应该是安全的。最近的跟踪调查显示，所有母乳喂养的器官移植女性受者的子女中并无明显问题存在。目前，选择母乳喂养的器官移植女性受者日趋增长，母乳中的免疫抑制剂对子代的生长发育到底有无危害？考虑到母乳喂养自身优点，哪种喂养方式对子代的生长发育更加有利？尚需进一步研究。

肾移植患者在妊娠期应该怎样进行产科随访？

肾移植患者在妊娠期间，应保持密切产科随访，移植科医生与产科医生通力合作，予以医疗保障。肾移植患者应每天监测血压，孕24 周前应2~4周随访1次，关注血常规、血生化、血肌酐和肌酐清除率以及24小时尿蛋白，监测血免疫抑制剂浓度，进行尿培养。应注意抗感染药物使用，特别注意与免疫抑制剂的相互作用及致畸作用。24周后，每2周随访1次，B超查宫内情况、胎儿情况、移植肾情况，复查血尿生化等情况，以及是否存在妊娠期高血压、胎儿生长发育迟缓等情况。产后3个月需在肾移植单位密切随访，关注肾功能、免疫抑制剂浓度及药物调整，排除急性排异反应及其他移植肾并发症的可能。

男性肾移植患者如有生育要求，应该注意哪些问题？

男性肾移植术后的生育亦应进行医疗咨询及临床常规检查。一般在成功的肾移植手术6个月以后方可进行生育。需全身状况良好，移植肾功能正常，免疫抑制剂稳定维持最小剂量。在授孕前需做精液常规的检查，妻子怀孕后进一步加强产前检查，以确保优生。一般来讲，男性肾移植受者术后生育对移植肾及自身健康无明显影响，移植术后可以和正常人群一样生育。

男性肾移植受者生育的最佳时机在什么时候？

精子从发育到具备受精能力需大约90天左右。肾移植术后6个月，受者性功能虽已逐步恢复，但精子其实是从术后3个月左右开始发生、发育的，当时患者全身内环境并未达到稳态，因此精子质量并不十分稳定，因此术后6个月内不适合生育。术后6个月至2年内，受者的精子活力、精子形态较前明显好转。而移植两年后，受者精子活动力更加改善，头部缺陷精子比例明显降低。因此，从优生学角度讲，成功移植2年后，是男性受者的最佳生育时机。授孕前，建议精液常规检查。

男性肾移植受者生育需要满足哪些具体条件？

男性肾移植受者术后有生育要求的，应评估自身条件，与随访医师保持沟通，具体建议：①成功的移植手术2年后；②硫唑嘌呤50mg/d、泼尼松5~10mg/d、环孢素3mg/（kg·d）以下、霉酚酸酯1000mg/d以下；③年龄在40周岁以下；④全身一般情况良好，无明显其他系统并发症；⑤移植肾功能正常，无血尿、蛋白尿或微量血尿、蛋白尿；⑥B超检查移植肾无排斥征象，无积水、无结石，无输尿管扩张；⑦无高血压或轻度药物可控制的高血压。

移植受者生育对子代生长发育有无明显影响？

国内8家大型肾移植中心共同研究了252例肾移植患者13个月至28岁的后代，其中男性患者后代223名，女性患者后代29名，这些肾移植二代在生长发育、智能发育、健康状况上与普通人群相比，没有显著差异，说明肾移植对其无明显影响。对于其子女的远期生长发育状况，特别是女性患者后代的研究，还需长期随访和多中心的前瞻性研究以明确。

肾移植伦理及相关法律法规

肾移植供体来源有哪些？

据国家卫生计生委统计，中国每年约有30万人需要器官移植，而只有约1万人能够完成移植。20世纪90年代器官移植除了少部分亲属之间的互相捐献，其他器官源大多来自死囚，因此，对于医生来说也是颇为无奈的。2007年3月21日国务院第171次常务会议通过了《人体器官移植条例》并公布自2007年5月1日起施行。2010年3月中国红十字总会根据《人体器官移植条例》赋予的职责并接受国家卫生计生委委托开展了公民逝世后器官捐献试点工作，在全国部分省（自治区、直辖市）开展试点并向全国推广，2012年7月6日中央编制委员会办公室批准了中国红十字会和国家卫计委的申请，在红十字总会下设立中国人体器官捐献管理中心。截止2014年5月，全国共有25个省（自治区、直辖市）成立了人体器官捐献管理中心，人体器官捐献体系初具规模。2014年12月中国人体器官捐献与移植委员会主任委员、中国医院协会人体器官获取组织联盟（中国医院协会OPO联盟）主席黄洁夫在中国医院协会OPO联盟昆明研讨会上宣布：从2015年1月1日起，全面停止使用死囚器官作为移植供体来源，公民逝世后自愿器官捐献将成为器官移植使用的唯一渠道。

什么是公民逝世后器官捐献？

公民逝世后器官捐献是指当一个人不幸去世时，根据本人或其近亲属的意愿，将其功能良好的器官，以无偿的方式，捐献给器官功能衰竭急需器官移植的患者，让他们能够延续生命，改善未来生活质量的纯利他主义公益性行为。

器官捐献的原则是什么？

《人体器官移植条例》第七条规定人体器官捐献应当遵循自愿、无偿的原则。也就是说公民享有捐或不捐的权利，任何组织或个人不得强迫、欺骗或利诱他人捐献人体器官。

公民逝世后器官捐献有哪些方式？

包括两种方式：①有完全民事行为能力的公民通过书面自愿申请人体器官捐献登记，并且没有撤销该登记，待其身故后进行的人体器官捐献；②公民生前未表示不同意捐献其器官，待其身故后，其配偶、成年子女、父母达成一致意见，共同或委托代表以书面形式表达同意的人体器官捐献。

根据《中国人体器官捐献志愿登记管理办法》（试行），登记器官捐献是一个自愿行为，登记者享有捐献身体全部或部分器官的权利，以及变更及撤销捐献意愿的权利。

器官捐献中应遵循的伦理原则是什么？

（1）自愿原则。器官捐献是纯利他主义行为，这是高尚的、难能可贵的理想的道德行为，并不是义务的道德行为，所以是不能被强迫和不正当引诱的。自愿原则确保器官捐献者的自主性。

（2）无偿原则和非商业化原则。人的身体及其部件不是财产，也不是商品，任何器官买卖的行为都构成犯罪，都将依法追究刑事责任。

（3）受益最大化和伤害最小化原则。虽然亲属活体器官移植后的预后要比公民逝世后人体器官好，但对于捐献者的风险较大，捐献者要面对手术创伤、手术并发症、防御疾病的能力降低以及几率极小的死亡率等，还有精神上的痛苦和压力，因此，应对全社会进行广泛教育，鼓励公民逝世后捐献器官。

（4）公平分配原则。供移植的器官是一种稀缺资源，应该平等、广泛地为需要移植的公民分享，因此，要根据公平公正这一基本伦理原则制定合适的、公平的、有效的器官分配方式。

（5）保密原则。不应将捐献者的所有可识别其身份的信息透露给第三方。

（6）避免利益冲突原则。对潜在捐献者脑死亡的判定不得有摘取器官和移植医生参与。

（7）透明性原则。器官捐献条件、器官获取程序、器官分配标准应向全社会公开。

有符合中国国情的器官捐献分类标准吗？分类标准是什么？

2011年2月，中国人体器官移植技术临床应用委员会通过并公布了“中国人体器官捐献分类标准”，简称“中国标准”。“中国标准”共分三类。

中国一类（C-Ⅰ）：国际标准化脑死亡器官捐献（donation after brain death，DBD），即脑死亡案例，经过严格医学检查后，各项指标符合脑死亡国际现行标准和国内最新脑死亡标准（2009年），由通过卫生部委托机构培训认证的脑死亡专家明确判定为脑死亡；家属完全理解并选择按脑死亡标准停止治疗、捐献器官；同时获得案例所在医院和相关领导部门的同意和支持。

中国二类（C-Ⅱ）：国际标准化心脏死亡器官捐献（DCD），即包括Maastricht标准分类中的Ⅰ~Ⅳ类案例。

中国三类（C-Ⅲ）：中国过渡时期脑-心双死亡标准器官捐献（donation after brain death awaiting cardiac death，DBCD），与Maastricht标准的Ⅳ类相似，属可控制类型，符合脑死亡诊断标准。由于脑死亡法尚未建立，且家属不能接受在心脏跳动状态下进行器官捐献，对于此类供者，应按DCD程序施行捐献，即撤除生命支持，待心脏停跳后实施捐献。C-Ⅲ更为符合中国国情，被广泛接纳。

什么是脑死亡？脑死亡的判定标准是什么？

脑死亡是以中枢性自主呼吸完全停止为首要特征的脑干或全脑功能永久性丧失，并且正在使用呼吸机人工通气维持无效心跳的一种特殊临床死亡状态。

脑死亡判定的国外标准：哈佛标准和明尼苏达标准。

我国脑死亡判断的现状及标准：2000年以来，我国医学界及大众正在逐步推行和接受脑死亡概念，政府部门也正在制定相应的法律法规。2003年中华医学会发表了《中国脑死亡诊断标准》具体如下：

（1）判定的先决条件：昏迷原因明确；排除了各种原因的可逆性昏迷。

（2）临床判定：深昏迷；脑干反射消失；无自主呼吸（这三项必须全部具备），即意识完全消失，对疼痛刺激无反应，瞳孔固定、散大，对光反射消失，眨眼消失，角膜反射和咽反射消失。

（3）确认试验：①正中神经短潜伏期体感诱发电位（SLSEP）显示N9和N13存在，P14、N18和N20消失；②脑电图（EEG）显示电静息；③经颅多普勒超声（TCD）显示颅内前循环和后循环呈振荡波、尖小收缩波或血流信号消失（以上三项中至少两项阳性）。

（4）判定时间：临床判定和确认试验结果均符合脑死亡判定标准者可首次判定脑死亡。首次判定12小时后再次复查，结果及符合脑死亡判定标准者，方可最终确认脑死亡。

持续植物人状态可否进行器官捐献？

植物人不等于脑死亡。植物人脑干功能存在，昏迷只是由于大脑皮层受到严重损害或处于突然抑制状态，植物人可以有自主呼吸、心跳和脑干反应，而脑死亡则无自主呼吸，并是永久、不可逆性的。所以植物人不符合脑死亡的标准。因此按目前的医学标准、法规和伦理观来判断，持续植物人状态是不可以进行器官捐献的。

心死亡器官捐献（DCD）定义是什么？判定心死亡的指征有哪些？

心死亡器官捐献是指公民在心脏死亡后进行的器官捐献。心脏死亡的判定指征包括：循环停止、反应缺失、心搏缺失、脉搏和呼吸缺失等。

心死亡器官捐献的供体利用主要存在哪些问题？

一般认为心搏停止45分钟以内切取和冷灌注的器官是可以利用的，所以心死亡器官捐献供体需要器官获取人员熟练快速地进行器官切取，以尽快结束热缺血对器官的损害。另外，因为供体原发病的呼吸循环不良以及心搏停止后造成器官损伤，可能导致移植后脏器功能恢复不良，并可能增加并发症的发生率，移植术后长期存活也会受到影响。

什么是DBCD？

DBCD是指中国过渡时期脑－心双死亡标准器官捐献。因为我国现在脑死亡尚未立法，所以虽已完全符合脑死亡器官捐献标准，现也严格按心死亡器官捐献程序实施。

器官捐献的流程是怎样的？

（1）捐献登记。公民生前可以携本人身份证到当地红十字会填写《中国人体器官捐献志愿登记表》以书面形式表达器官捐献意愿，并告知配偶、成年子女、父母等亲属，经人体器官捐献登记管理机构确认将相关资料录入中国人体器官捐献志愿登记管理系统，并保密。如公民生前未表示不同意捐献其器官的，当到潜在捐献状态时，其家属（配偶、成年子女、父母）可以通过器官协调员填写《中国人体器官捐献志愿登记表》。

（2）捐献评估。当潜在捐献供体出现后，如果本人曾经有捐献意愿或家属有捐献意愿的，可以由家属或主管医生通知器官协调员，并上报市人体器官捐献办公室，市人体器官捐献办公室派协调员和评估小组前往医院，对潜在捐献者进行评估。

（3）确认捐献。评估小组对病情不可逆状态以及器官质量评估后，都符合捐献条件的，由捐献者配偶、成年子女、父母等直系亲属填写《中国人体器官捐献登记表》，确认器官捐献。

（4）器官获取。已办理确认捐献登记的患者，经所在医院医生确认死亡后，由市人体捐献器官管理办公室通知器官获取组织（OPO）前来获取相应的器官。器官捐献协调员和红十字会人员在场全程见证整个获取过程，强调OPO只得摘取捐献者同意捐献的器官。

（5）器官分配。获取的器官通过中国人体器官分配与共享计算机系统进行分配，市人体器官捐献办公室对器官捐献、分配的过程进行见证，以保证其公正、公平。

（6）遗体处理。器官摘取时采用严格的外科手术标准，完成对器官捐献者的器官获取后，必须恢复其遗体原貌，对有遗体捐献意愿的捐献者，由市人体器官捐献办公室联系遗体接收站接收遗体，对没有遗体捐献意愿的捐献者，遗体移交其家属，并由市人体器官捐献管理办公室协助家属处理善后事宜。

（7）缅怀纪念。市红十字会同有关部门规划建立纪念碑、纪念网站等，缅怀纪念捐献者，并为捐献者家属提供缅怀亲人的场所。

（8）人道救助。对于特别贫困的捐献者家庭，由家属提出申请，经市红十字会和市人体器官捐献管理办公室核实后给予一定的人道主义救助。

器官捐献和移植伦理委员会为什么要对器官捐献和移植进行伦理审查？

如果不遵守医学伦理学规范，器官捐献和移植就会陷入混乱，也会给犯罪分子以可乘之机，对移植发展是无利的。因此对器官捐献和移植进行伦理学审查，能有效地保证器官捐献和移植符合法律法规和医学伦理学的要求。

伦理委员会对人体器官捐献的哪些事项进行审查？

根据《人体器官移植条例》第十八条规定，伦理委员会在收到摘取人体器官审查申请后对以下事项进行审查：

（1）人体器官捐献人的捐献意愿是否真实；

（2）有无买卖或者变相买卖人体器官的情形；

（3）人体器官的配型和接受人的适应证是否符合伦理原则和人体器官移植技术管理规范。

以2/3以上委员同意，人体器官移植技术临床应用与伦理委员会方可出具同意摘取人体器官的书面意见。

器官捐献者必须具备的条件有哪些？

（1）捐献者身份明确。身份不明的流浪者无法进行器官捐献。中毒者、死因不明者都不能捐献器官。在治疗期间与医院有医疗纠纷的也不可以实施器官捐献。

（2）年龄一般不超过65岁。年龄属于相对禁忌证，如果潜在捐献者身体健康，通过检查器官功能正常，也可以进行器官捐献。

（3）无HIV感染。也就是艾滋病患者是不可以捐献器官的，因为艾滋病毒会随着器官移植感染给器官接受者。

（4）无药物滥用、无静脉注射毒品、无同性恋、双性恋等高危活动史。吸毒者、同性恋或双性恋者都是不能捐献器官的。

（5）无恶性肿瘤病史。晚期肝癌、肾癌、肺癌、骨癌等恶性肿瘤患者都不能捐献器官，但一些早期恶性肿瘤和部分脑肿瘤患者在经过成功治疗后是可以进行器官捐献的。

（6）全身性细菌、病毒或者真菌感染的患者是不能进行器官捐献的。所以狂犬病和破伤风死亡者不能进行器官捐献，因为狂犬病是病毒感染，破伤风是细菌感染，均未治愈，所以不能进行捐献。但肝炎病毒属于相对禁忌证，乙肝、丙肝患者可以进行器官捐献，但不能将肝炎病毒阳性供给阴性的受者，如果供受者同为阳性患者是可以考虑移植的。

（7）捐献器官功能基本正常。如果说肾衰患者想捐肝脏，只要其肝脏功能正常一般情况下是可以的，但要捐功能不正常的肾脏是不可以的。

器官捐献会影响患者的救治吗？

一些人会担心，如果我签了器官捐献登记表，万一遇到意外，医护人员是不是会放弃救护，那么答案是否定的，拯救生命是每一位医护人员的天职，器官捐献是在明确患者无法救治，医护人员与病患家属开始讨论死亡时才会被提出，器官捐献是在患者死亡后进行的，所以器官捐献的决定是不会影响对患者的治疗的。

肾移植等待者排序的主要指标是什么？哪些等待者有优先权？

申请人体器官移植手术患者的排序应当符合医疗需要，遵循公平、公正和公开的原则。

肾移植等待者的排序以等待时间为主要排序指标。18岁以下肾移植等待者的等待时间由加入等待名单的一刻算起。18岁以上的肾移植等待者，如果加入等待者名单时尚未开始透析的，他的等待时间是从之后开始接受透析的起始时间开始计算；如果加入等待者名单前已开始透析的，其等待时间按加入等待者名单一刻开始计算。

高致敏肾移植等待者（PRA≥80%）有优先权，因为这类等待者很难找到合适的肾脏，给予他们优先权使他们接受移植的几率增大。

HLA配型质量较高的肾移植等待者有一定的优先权，因为研究发现HLA高质量的匹配对肾移植受者术后的长期存活有显著的影响。

18岁以下肾移植等待者有优先权。因为肾脏疾病和透析治疗对18岁以下少年儿童的正常发育有严重的不良影响，所以给予18岁以下患者优先权。

为鼓励器官捐献，对实行逝世后器官捐献的捐献者直系亲属如需进行肾移植术，排序时将获得合理的优先权。

活体器官捐献，捐献者要满足哪些条件？

（1）捐献者要年满18周岁并具有完全民事行为能力。

（2）同意捐献的真实意思要通过书面的形式表示。

（3）活体捐献的器官只能移植于捐献者的直系亲属和三代以内旁系亲属。如捐献器官移植于配偶的，接受者与捐献者应当已生育子女或结婚满2年以上。

活体器官捐献应当向市卫生部门申请，经批准后方可实施。

活体器官捐献必须遵守哪些原则？

（1）知情同意原则。供、受双方都必须知情同意，特别是受者不愿意接受时，捐献者不得隐瞒事实为其捐献，医务人员严禁参与这种“善意的隐瞒”活动。

（2）绝对自愿原则。活体捐献捐还是不捐一定要出于自愿，不可附加任何其他条件。

（3）生命自主原则。捐献者的家属和医生都不能代替捐献者本人作出是否应该捐献的决定。

（4）“无害至上论”。活体器官捐献是对一个健康人实施一个大手术，而手术的目的不是为了自己，而是为了他人的健康，所以要尽量将对供者的伤害限制在最轻最小的范围之内，手术不能危及供者的生命，摘取某些成对健康器官之一或失去部分后并不影响原有的生理功能，对供者的健康没有威胁，也不会因此而致残。

（5）有利原则。活体器官捐献主要对受者有利，供者的利益较小，主要是亲人通过移植康复后家庭经济和精神压力较小，因此要遵循“得大于失”的原则。

亲属活体肾移植主要有哪些伦理问题？

活体肾移植所带来的益处现在已得到医学上和公众的认可，活体器官质量优于尸体器官，但不可忽视的是对供者来说伤害是肯定存在的，甚至有可能危及生命，一旦移植不成功，受者和供者面临的风险和伤害是加倍的。也有可能出现以捐献为名的器官非法买卖问题。因此为了杜绝这一系列问题，亲属活体器官捐献移植前一定要经过严格的审核。第一，要健全医院伦理委员会，伦理委员会要由医务处处长、医疗医政副处长及专职科员、护理部主任、律师、心理学专家等各方面专业人士组成，而且要严格控制伦理委员会委员中从事器官移植的医务人员，要小于总数的1/4，任何一例移植前都要通过伦理委员会的充分讨论，对供、受体亲属关系的确认，保证做到审查独立、公正、透明。第二，要履行真正的知情同意，对供者要单独告知手术过程，取肾过程中可能发生的危险，供、受者术后的生活工作能力都需明确告知。第三，要对供体损害最小。

器官捐献有偿吗？

器官捐献必须遵守无偿和自愿两个原则，器官捐献是一种公民自愿履行的善举，只许捐献，严禁买卖。完全是无偿和公益的，于是有些人就会想“捐献器官给他人对自己和家人有什么好处和收益呢”？这些想法阻碍着人们作出最后捐献的决心，原卫生部副部长黄洁夫表示，将制定一些相应的措施，对器官捐献者及其家人提供人文关怀和照顾，包括一些对困难捐献家庭的救助补偿政策，比如减免捐献者住院医疗费用、减免捐献者部分殓葬费等。既不违反伦理规范，又对捐献行为给予一定的激励作用。

器官捐献的消息会不会在新闻媒体上大肆报道？

器官捐献是一个新生事物，在几千年传统思想影响下，有愿望帮助他人的高尚行为，常常被落后思想观念所束缚和绑架。在实践中发现，一些潜在捐献者的家属原本是同意患者逝世后进行器官捐献的，但常常怕捐献消息泄露后受到旁系家属和社会舆论的压力，最后放弃捐献的。其实器官捐献工作会充分尊重逝者家属的意愿，对捐献者及其家属进行严格的隐私保护。除非家属同意，不会进行媒体报道，更不会公开捐献者的身份信息，同时也对器官接受者的身份保密，以避免当事人不必要的困扰。